CB071231

Cirurgia Endoscópica do Seio Frontal

Técnica Cirúrgica em Realidade Aumentada

Thieme Revinter

Cirurgia Endoscópica do Seio Frontal

Técnica Cirúrgica em Realidade Aumentada

Marco Cesar Jorge dos Santos

Membro Internacional da American Rhinologic Society
Médico Otorrinolaringologista do Hospital IPO – Curitiba, PR
Membro da Associação Brasileira de Otorrinolaringologia e
Cirurgia Cévico-Facial (ABORL-CCF)
Doutor em Otorrinolaringologia pela Universidade de São Paulo (USP)
Professor Titular de Otorrinolaringologia da Escola de Medicina da
Universidade Católica do Paraná (PUCPR)
Coordenador da Residência de Otorrinolaringologia, Cirurgia de Cabeça e
Pescoço e Cirurgia Craniomaxilofacial do Hospital Universitário Cajuru (PUCPR) e
Hospital IPO de Curitiba

Thieme
Rio de Janeiro • Stuttgart • New York • Delhi

Dados Internacionais de Catalogação na Publicação (CIP)

SA237t

Santos, Marco Cesar Jorge dos
 Cirurgia endoscópica do seio frontal: técnica cirúrgica em realidade aumentada/Marco Cesar Jorge dos Santos. – 1. Ed. – Rio de Janeiro – RJ: Thieme Revinter Publicações, 2021.

 58 p.: il; 16 x 23 cm.
 Inclui Índice Remissivo e Bibliografia.
 ISBN 978-65-5572-087-7
 eISBN 978-65-5572-088-4

 1. Cirurgia Endoscópica. 2. Otorrinolaringologia. I. Título.

CDD: 617.51
CDU: 616.21

Contato com o autor:
otorrinomarco@gmail.com

Projeto de Realidade Aumentada:
Mauro Castro – Motion Designer em parceria com o NEP – Núcleo de Ensino e Pesquisa do Hospital IPO
Ilustrações: Med Pixel (artista: Patrick Braga)
Tecnologia: Soterotech

© 2021 Thieme. All rights reserved.

Thieme Revinter Publicações Ltda.
Rua do Matoso, 170
Rio de Janeiro, RJ
CEP 20270-135, Brasil
http://www.ThiemeRevinter.com.br

Thieme USA
http://www.thieme.com

Design de Capa: © Thieme
Créditos Imagem da Capa: Patrick Braga – Med Pixel

Impresso no Brasil por Forma Certa Gráfica Digital Ltda.
5 4 3 2 1
ISBN 978-65-5572-087-7

Também disponível como eBook:
eISBN 978-65-5572-088-4

Nota: O conhecimento médico está em constante evolução. À medida que a pesquisa e a experiência clínica ampliam o nosso saber, pode ser necessário alterar os métodos de tratamento e medicação. Os autores e editores deste material consultaram fontes tidas como confiáveis, a fim de fornecer informações completas e de acordo com os padrões aceitos no momento da publicação. No entanto, em vista da possibilidade de erro humano por parte dos autores, dos editores ou da casa editorial que traz à luz este trabalho, ou ainda de alterações no conhecimento médico, nem os autores, nem os editores, nem a casa editorial, nem qualquer outra parte que se tenha envolvido na elaboração deste material garantem que as informações aqui contidas sejam totalmente precisas ou completas; tampouco se responsabilizam por quaisquer erros ou omissões ou pelos resultados obtidos em consequência do uso de tais informações. É aconselhável que os leitores confirmem em outras fontes as informações aqui contidas. Sugere-se, por exemplo, que verifiquem a bula de cada medicamento que pretendam administrar, a fim de certificar-se de que as informações contidas nesta publicação são precisas e de que não houve mudanças na dose recomendada ou nas contraindicações. Esta recomendação é especialmente importante no caso de medicamentos novos ou pouco utilizados. Alguns dos nomes de produtos, patentes e design a que nos referimos neste livro são, na verdade, marcas registradas ou nomes protegidos pela legislação referente à propriedade intelectual, ainda que nem sempre o texto faça menção específica a esse fato. Portanto, a ocorrência de um nome sem a designação de sua propriedade não deve ser interpretada como uma indicação, por parte da editora, de que ele se encontra em domínio público.

Todos os direitos reservados. Nenhuma parte desta publicação poderá ser reproduzida ou transmitida por nenhum meio, impresso, eletrônico ou mecânico, incluindo fotocópia, gravação ou qualquer outro tipo de sistema de armazenamento e transmissão de informação, sem prévia autorização por escrito.

DEDICATÓRIA

Em primeiro lugar a Deus, que me deu a oportunidade da vida e de me manter sempre com fé e amor na minha jornada.

Agradecimento especial a minha esposa Thaise e ao meu filho Caio pela paz no meu lar, paciência e incentivo em todos os momentos. A minha irmã Cynthia e ao meu sobrinho Leonardo que sempre me apoiaram e, principalmente, aos meus pais, Francisca e Aniceto, que me deram a vida e me concederam, com muito esforço, a oportunidade de poder fazer o bem todos os dias da minha vida desempenhando essa profissão maravilhosa chamada Medicina.

Agradecimento final a minha avó Maria, de Fátima em Portugal, que cuidava de leprosos sem qualquer proteção, apenas por amor ao próximo.

HOMENAGEM ESPECIAL

Não poderia deixar de destacar uma homenagem especial para três grandes médicos que me formaram na cirurgia nasossinusal com anestesia local e sedação. Primeiro o professor Dr. João Jairney Maniglia, com sua incansável dedicação ao ensino da arte chamada Medicina. Mestre que com sua experiência de anos em abordagem do seio da face através do acesso externo, conseguiu desenvolver, juntamente comigo, a cirurgia dos seios paranasais com endoscópio sob anestesia local e sedação. Aos dois anestesistas que colaboraram para que o nosso hospital IPO pudesse desenvolver as cirurgias de seios paranasais com anestesia local e sedação, uma metodologia pioneira a nível mundial, extremamente segura e confiável para o desenvolvimento das cirurgias da face. Um agradecimento especial ao professor Doutor Telmo Gambarra, que trabalha conosco nos dias atuais no Hospital IPO em Curitiba e ao Professor Doutor Luiz Patrial Junior (*in memorian*), que deixou um legado sem precedentes dentro da anestesiologia para a realização da cirurgia nasal com anestesia local e sedação. E ao Professor Dr. Alexandre Felippu, por seu raciocínio lógico da cirurgia endoscópica pela técnica centrípeta.

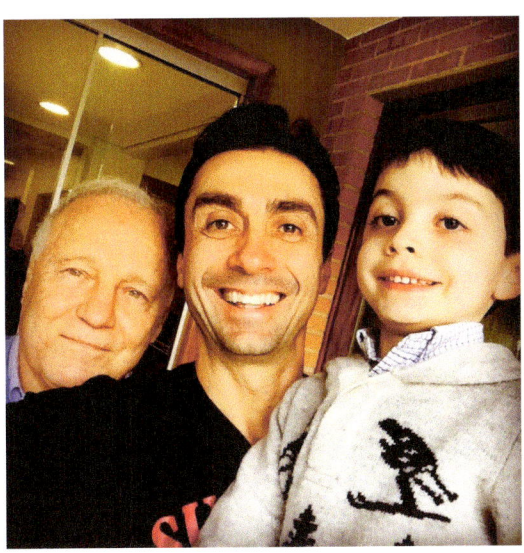

Professor Dr. João J. Maniglia e Caio Sandri dos Santos.

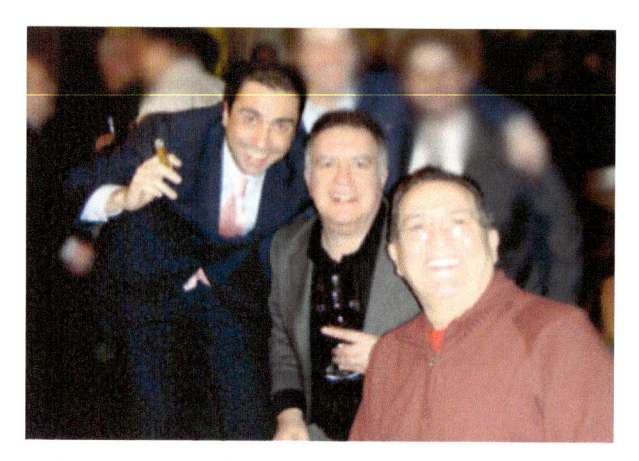

Professores Luiz Patrial Junior e Telmo Gambara.

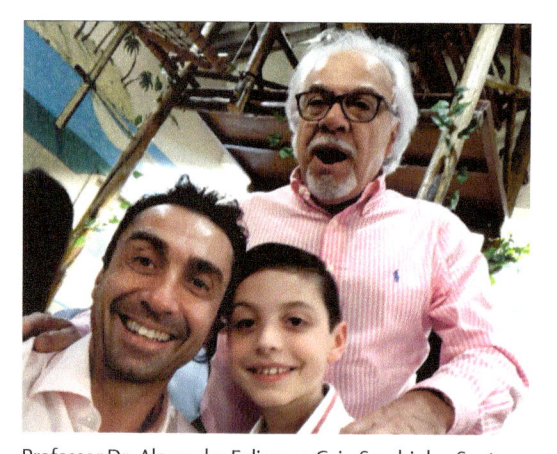

Professor Dr. Alexandre Felippu e Caio Sandri dos Santos.

AGRADECIMENTOS

Este livro é a contribuição para a sociedade médica de uma técnica usada por mais de 25 anos e realizada com anestesia local e sedação no Hospital IPO em Curitiba no Paraná. O meu agradecimento é extremamente especial a todos os meus professores que me fizeram visualizar a cirurgia do seio frontal.

No início da minha formação, gostaria de agradecer ao professor Dr. Ricardo Ramina, ao professor Dr. Rogério Clemente e ao professor Dr. Mario Henrique Tsubouchi pelas noções e ensinamentos sobre neurologia e neurocirurgia.

Ao Professor Dr. Luiz Fernando Amarante (*in memoriam*) pela minha residência no Hospital Evangélico do Paraná e, para o Professor Dr. Marcos Mocellin por ter me dado a oportunidade de finalizar minha formação de residência médica em otorrinolaringologia na Universidade Federal do Paraná.

Sobre a minha formação clínica e como cirurgião otorrinolaringológico e de todo o meu desenvolvimento de sistematização de técnica cirúrgica, o meu agradecimento especial ao professor Dr. João Jairney Maniglia, sem dúvida um dos otorrinolaringologistas de melhor formação no mundo sendo reconhecido internacionalmente por toda a sua técnica e destreza cirúrgica.

Agradecimento ao professor Dr. Alexandre Fellippu que em 1998 despertou o meu interesse pela cirurgia endoscópica e me ensinou junto com a sua equipe do Instituto Fellippu nas dissecções anatômicas realizadas no SVO-SP o meu conhecimento sobre anatomia do seio frontal.

Agradecimento ao Dr. Cassio Iwamoto que após realizar um curso com o professor Dr. Peter John Wormald, professor este que conseguiu sistematizar de maneira simples e didática a cirurgia do seio frontal, me explicou sobre a anatomia do recesso frontal.

Agradecimento muito especial aos médicos pioneiros do Hospital IPO de Curitiba, Dr. João Luis Garcia de Faria, Dr. Marcos Mocellin, Dr. Leão Mocellin (*in memoriam*), Dr. Rogério Pasinato, Dr. João Jayrney Maniglia e Dr. Evaldo Macedo em acreditar em um projeto que atende e dá trabalho para mais de 200 otorrinolaringologistas e formou através do projeto de *fellowship* do Núcleo de Ensino e Pesquisa (NEP) mais de 220 médicos que trabalham em quase todos os estados do Brasil.

Muito obrigado ao meu amigo irmão de todas as horas Dr. Caio Márcio Soares, o pioneiro deste projeto literário.

Obrigado a Noeli Kleina, minha fiel instrumentadora que sempre esteve ao meu lado nas minhas cirurgias do seio frontal.

Agradecimento a equipe anestésica do Hospital IPO, que fica aqui representada por dois dos maiores anestesistas que Curitiba já teve o prazer de ver trabalhar, o professor Dr. Telmo Gambarra e o professor Dr. Luiz Patrial Junior (*in memoriam*).

Agradecimento ao meu irmão e amigo Mauro Castro, da Mauro Castro Motion Designer, pelo pioneirismo no desenvolvimento de toda esta tecnologia fantástica de realidade aumentada.

Um agradecimento especial ao Grupo Marista, ao Hospital Universitário Cajuru, Hospital Marcelinho Champagne e a Pontifícia Universidade Católica do Paraná em confiar no meu trabalho e me incentivar a desenvolver sempre a minha ciência com cunho educativo. Em especial aos meus alunos da Escola de Medicina da PUC Paraná, aqui em menção honrosa a Turma de Medicina 76 que sempre apoiaram o meu trabalho em sala de aula.

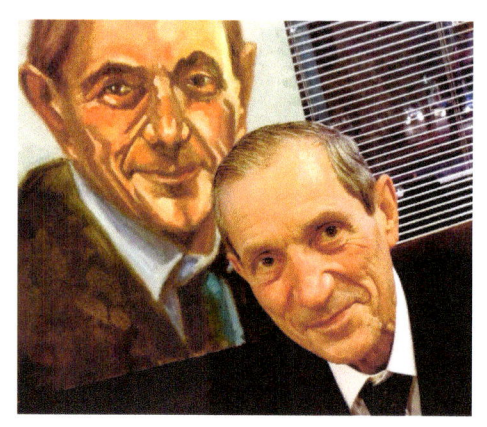

Eternamente Leão.

APRESENTAÇÃO

É um prazer enorme poder compartilhar meus mais de 25 anos de experiência em cirurgia nasossinusal com o uso endoscópio sob anestesia local e sedação. São mais de 7 mil cirurgias realizadas no Instituto Paranaense de Otorrinolaringologia – Hospital IPO em Curitiba, PR. Foi um desenvolvimento da sistematização didática da técnica cirúrgica onde este conhecimento pode ser transmitido de maneira muito segura e simples para os acadêmicos, residentes, *fellows* e médicos que trabalham com cirurgia endoscópica nasossinusal. O embasamento da Técnica MCSantos é de mais de 2.300 cirurgias do seio frontal, realizadas por técnica externa e intranasal. Esta experiência forneceu-me a base anatômica com pontos de reparo confiáveis, para que eu pudesse ter mais segurança no desenvolvimento da cirurgia frontal endonasal com endoscópio sob sedação e anestesia local.

PREFÁCIO

Fiquei satisfeito por ter sido convidado para escrever o prefácio deste livro, escrito pelo Doutor Marco Cesar J. Santos, onde ele descreve uma técnica inédita de remoção do *frontal beak*, como passo indispensável na abertura da drenagem do seio frontal no tratamento das doenças do seio frontal.

A remoção do *frontal beak* com o uso de brocas elétricas curvas tem sido a forma até então usada na confecção de um novo ducto frontonasal que garante o funcionamento normal do seio frontal.

De janeiro de 1966 até junho de 1967, eu estava em Nova Iorque, onde fiz minha residência em otorrinolaringologia e cirurgia de cabeça e pescoço e desenvolvi minha clínica privada. Naquela época o tratamento predominante de doenças do seio frontal era a Técnica de Montgomery (acesso osteoplástico externo com obliteração do seio frontal com gordura abdominal). Rapidamente abandonei esta técnica pelo acentuado índice de recidivas e reoperações. Passei a usar duas técnicas de acesso externo com reconstrução do ducto frontonasal, com retalhos de Sewall-Boyden de mucoperiósteo de septo nasal e após as publicações de Ogura apresentando 100% de bons resultados para casos unilaterais, o Lothrop com retalho de McNaught bilateral com base no "*agger nasi*".

Joseph Ogura apresentou 21 casos de pacientes submetidos à cirurgia do seio frontal com retalhos, e estes casos foram seguidos por mais de 10 anos com apenas 1 caso de reinfecção palpebral, porém, com os seios frontais e ducto frontonasal patentes.

Em mais de 50 anos de atividades usando estas técnicas em infecções de seio frontal e complicações em cirurgias de tumores de base de crânio, não me recordo de ter tido recidivas, necessitando de reoperações em nenhum caso.

A remoção do *frontal beak* é um passo de mágica na reconstrução da drenagem do seio frontal.

Esta técnica de MCSantos torna desnecessário o acesso externo e a necessidade do uso de retalhos mucosos. Ela é feita por meio do uso de endoscópio de zero grau com anestesia local e sedação.

Outras técnicas usam o acesso retrógrado que coloca em risco a base do crânio, e usando brocas na remoção do *frontal beak*, o que favorece a neosteogênese, que pode obliterar a drenagem do seio frontal. A técnica de MCSantos usa o acesso anterógrado com a remoção inicial e direta do *frontal beak*, distante da base do crânio com cirurgia intranasal, usando endoscópio de zero grau e anestesia local com sedação.

O uso inédito de osteótomo de 2 mm, curvo, de 42 graus, o osteótomo Marco Cesar e Kerrison Forceps são os únicos instrumentos usados por ele. É uma técnica inovadora que dispensa o meio de acesso externo e retalhos de mucoperiósteo, substituindo instrumentos caros e de difícil uso.

Parabéns, Dr. Marco Cesar Santos! Fico orgulhoso de ter recebido uma parte do seu treinamento cirúrgico e de reconhecer a simplicidade de sua técnica.

Dr. João J. Maniglia

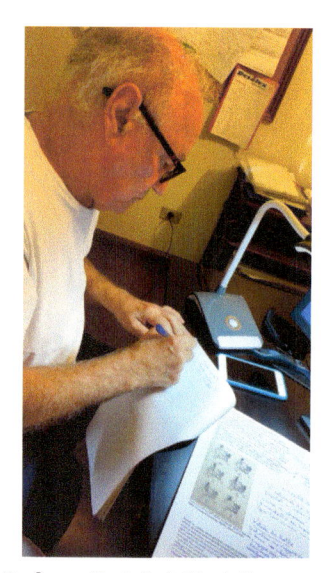

Professor Dr. João J. Maniglia e suas anotações para este livro.

COLABORADORES

CASSIO WASSANO IWAMOTO
Médico Otorrinolaringologista do Hospital IPO
Preceptor da Residência de Otorrinolaringologia do Hospital Universitário Cajuru
Aluno da Pós-Graduação da Universidade de São Paulo

DENILSON ANTONIO CAVAZZANI SZKUDLAREK
Médico Otorrinolaringologista do Hospital IPO e Santiago Clínica

DIEGO SHERLON PIZZAMIGLIO
Médico Otorrinolaringologista do Hospital IPO

FABIO ROBERT
Médico Otorrinolaringologista do Hospital IPO e Santiago Clínica

FELIPE CARLOS STEINER
Médico Otorrinolaringologista do Hospital IPO
Preceptor da Residência de Otorrinolaringologia do Hospital Universitário Cajuru

FLAVIO MASSAO MIZOGUCHI
Médico Otorrinolaringologista do Hospital IPO
Preceptor da Residência de Otorrinolaringologia do Hospital Universitário Cajuru
Aluno da Pós-Graduação da Universidade de São Paulo

FULVIO CÁLICE
Médico Otorrinolaringologista do Hospital IPO
Preceptor da Residência de Otorrinolaringologia do Hospital Universitário Cajuru

GUILHERME ROCHA NETTO
Médico Otorrinolaringologista do Hospital IPO
Preceptor da Residência de Otorrinolaringologia do Hospital Universitário Cajuru

KRYSTAL CALMETO NEGRI
Médica Otorrinolaringologista do Hospital IPO
Preceptora da Residência de Otorrinolaringologia do Hospital Universitário Cajuru
Mestre em Otorrinolaringologia pela Universidade Federal do Paraná

LUIZ GUILHERME PATRIAL
Médico Otorrinolaringologista do Hospital IPO
Preceptor da Residência de Otorrinolaringologia do Hospital Universitário Cajuru

PIERRE FONSECA DA COSTA
Médico Otorrinolaringologista do Hospital IPO
Preceptor da Residência de Otorrinolaringologia do Hospital Universitário Cajuru

RAFAEL FERRI MARTINS
Médico Otorrinolaringologista do Hospital IPO
Preceptor da Residência de Otorrinolaringologia do Hospital Universitário Cajuru

ROBERTO HYCZY RIBEIRO FILHO
Médico Otorrinolaringologista do Hospital IPO
Preceptor da Residência de Otorrinolaringologia do Hospital Universitário Cajuru

RODRIGO SILVEIRA DE MIRANDA
Médico Otorrinolaringologista do hospital IPO
Preceptor da Residência de Otorrinolaringologia do Hospital Universitário Cajuru
Aluno da Pós-Graduação da Universidade Católica do Paraná

SUMÁRIO

INTRODUÇÃO 1
RACIONAL TEÓRICO ANATÔMICO 2
UMA BREVE HISTÓRIA NO TEMPO 3
RACIONAL DA ANATOMIA CIRÚRGICA – A JORNADA DO TRIÂNGULO AO TRAPÉZIO 10
POSICIONAMENTO DA CABEÇA E O *FRONTAL BEAK* 10
PRINCÍPIOS BÁSICOS DA TÉCNICA DE MCSANTOS 12
HALLE'S INTRANASAL OPERATION – LONGE DE COMPLICAÇÕES 13
INSTRUMENTOS DA TÉCNICA MCSANTOS 13
OSTEÓTOMO MARCO CESAR 14
PRINCÍPIO LÓGICO E ANATOMIA CIRÚRGICA DA TÉCNICA MCSANTOS 15
PLANEJAMENTO CIRÚRGICO TOMOGRÁFICO PARASSAGITAL DO ACESSO AO SEIO FRONTAL E OSTEOGÊNESE 20
CONSIDERAÇÕES FINAIS 24
CONCLUSÃO 25
CIRURGIA ENDOSCÓPICA NASOSSINUSAL DO SEIO FRONTAL *MCSANTOS'S TECHNIQUE* EM REALIDADE AUMENTADA ANATOMIA EM 3 DIMENSÕES 26
PASSO 1– IDENTIFICAÇÃO DA PERIÓRBITA 27
PASSO 2 – REMOÇÃO DO *FRONTAL BEAK* 28
PASSO 3 – REMOÇÃO DAS CÉLULAS ETMOIDAIS ANTERIORES E SUPRABULARES, DRAF IIA ... 29
PASSO 4 – REALIZAÇÃO DO DRAF IIB 30
PASSO 5 – EXPOSIÇÃO FINAL DRAF IIB COM ETMOIDECTOMIA 31
RESULTADOS E REOPERAÇÕES 32
BIBLIOGRAFIA 32
ÍNDICE REMISSIVO 35

Cirurgia Endoscópica do Seio Frontal

Técnica Cirúrgica em Realidade Aumentada

Thieme Revinter

INTRODUÇÃO

Apesar de existir uma vasta literatura sobre a abertura, ampliação do recesso e infundíbulo do seio frontal, o objetivo deste livro é apresentar uma técnica inédita, que consiste no acesso do seio frontal após a remoção do *frontal beak* (FB) com um osteótomo curvo. A identificação do seio frontal através da Técnica MCSantos pode ser considerada como uma etapa preliminar a ampliação da abertura do seio frontal independente da técnica a ser utilizada posteriormente.

Esta metodologia de identificação do seio frontal utiliza, de maneira sistematizada, um osteótomo angulado de 42 graus em sua porção distal e com 3,2 mm na sua ponta. Esta angulação e diâmetro do instrumento é a medida ideal para retirada do *frontal beak*.

O *frontal beak, nasofrontal beak* ou, de maneira mais correta, a espinha nasal do osso frontal, é uma terminologia usualmente utilizada para a identificação do processo ósseo que fica anterior e superior às células anteriores do *agger nasi*, mas acredito que a terminologia mais correta do *frontal beak* seja espinha nasal do osso frontal (com base no livro de anatomia: *Gray's Anatomy: Descriptive and Surgical*, do ano de 1858, Fig.1).

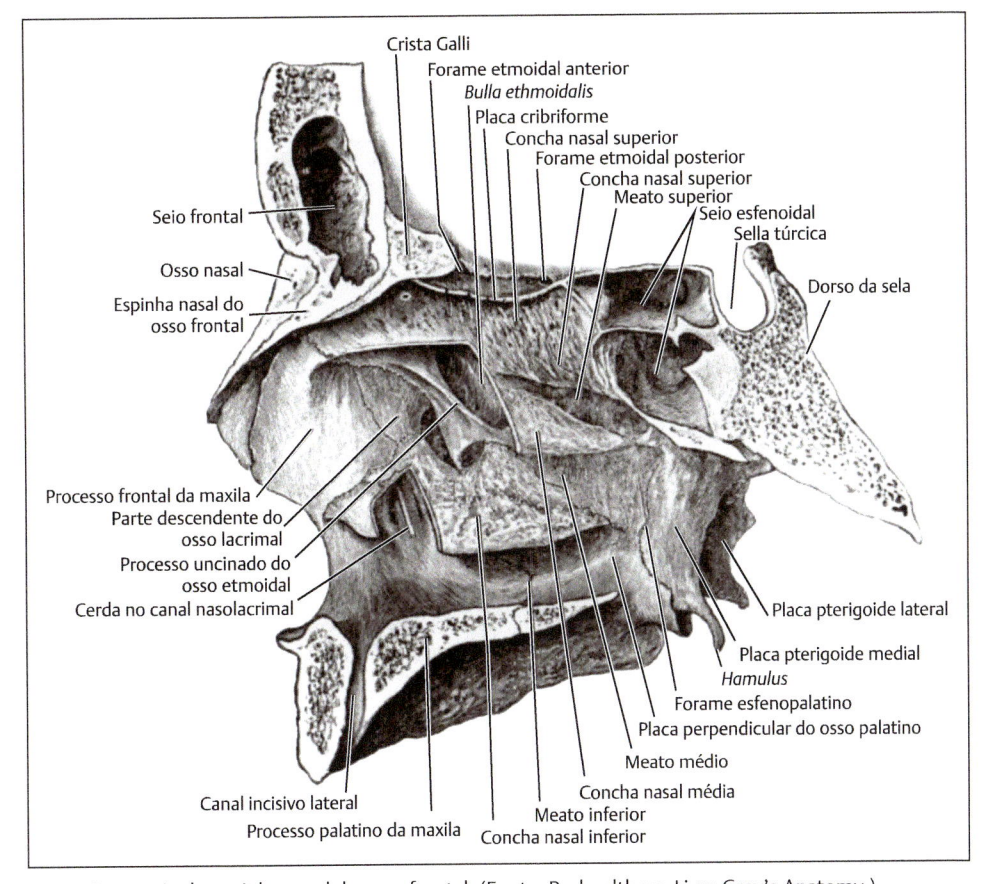

Fig. 1. Anatomia da espinha nasal do osso frontal. (Fonte: Prohealthsys. Livro Gray's Anatomy.)

RACIONAL TEÓRICO ANATÔMICO

Existem diversas técnicas de abertura ou ampliação do ducto nasofrontal de comunicação do seio do frontal com a cavidade nasal. Essas técnicas podem ser executadas de acordo com a patologia e a variação anatômica do paciente, enquanto a técnica aqui apresentada refere-se à etapa anterior e é independente da técnica de ampliação da abertura do ducto nasofrontal ou seio frontal e, pode ser utilizada em qualquer paciente, independentemente da doença que ele apresente, sendo, assim, uma técnica de utilização universal na cirurgia do seio frontal.

Nosso racional teórico anatômico foi desenvolvido pela prática em cirurgias complexas realizadas por acesso externo, isoladamente ou através de acessos híbridos, externo e interno, além de muitos artigos científicos e livros sobre cirurgia nasal e seios paranasais e cirurgia endoscópica nasossinusal, porém, não podemos deixar de citar um dos principais livros a que pudemos ter acesso sobre este tema, que é o livro do Professor Dr. Ross Hall Skillern: "The Accessory Sinus of the Nose", 1905 (Fig. 2).

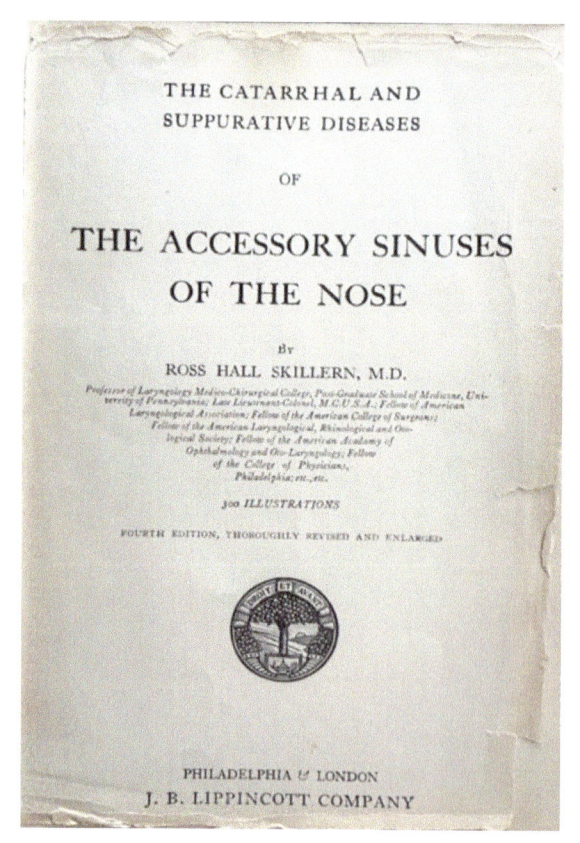

Fig. 2. Foto do livro utilizado de 1905: "The Accessory Sinus Of The Nose". (Fonte: Autor.)

UMA BREVE HISTÓRIA NO TEMPO

Durante a minha formação desde 1998, auxiliei muitas cirurgias dos seios paranasais com o professor Dr. João Jairney Maniglia (JJM) e realizei muitas cirurgias de acesso externo com base nos conhecimentos anatômicos deste grande cirurgião. Durante muitos anos, somente o Dr. João realizava cirurgias complexas dos seios paranasais no Paraná. Os pacientes eram encaminhados em ambulância de muitas cidades do sul e centro-oeste do Brasil.

Quero deixar registrados aqui alguns casos clínicos e transmitir nosso embasamento teórico das cirurgias de frontoetmoidectomia externa com retalho intranasal (*Flap*), desenvolvido pelo Dr. João J. Maniglia. As Figuras 3 a 9, são casos clínicos operados durante meu *fellowship* com o professor João Maniglia.

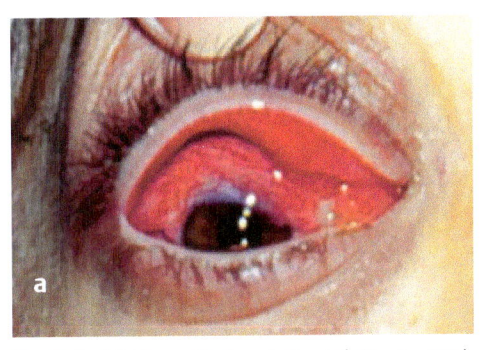

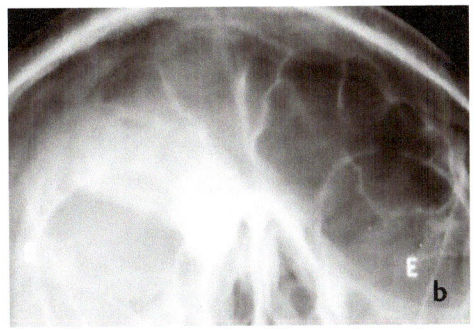

Fig. 3. (**a**, **b**) Mucocele de seio frontal. (Fonte: JJM.)

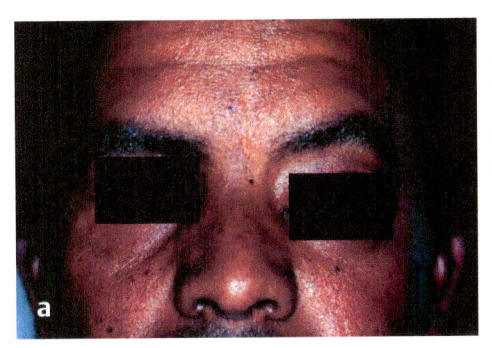

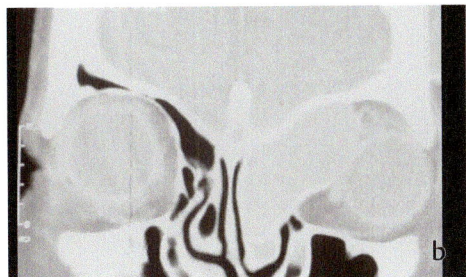

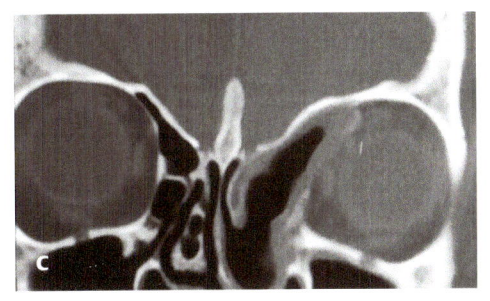

Fig. 4. (**a-c**) Mucocele de seio frontal. (**c**) Pré-operatório. (**d**) Pós-operatório. (Fonte: JJM.)

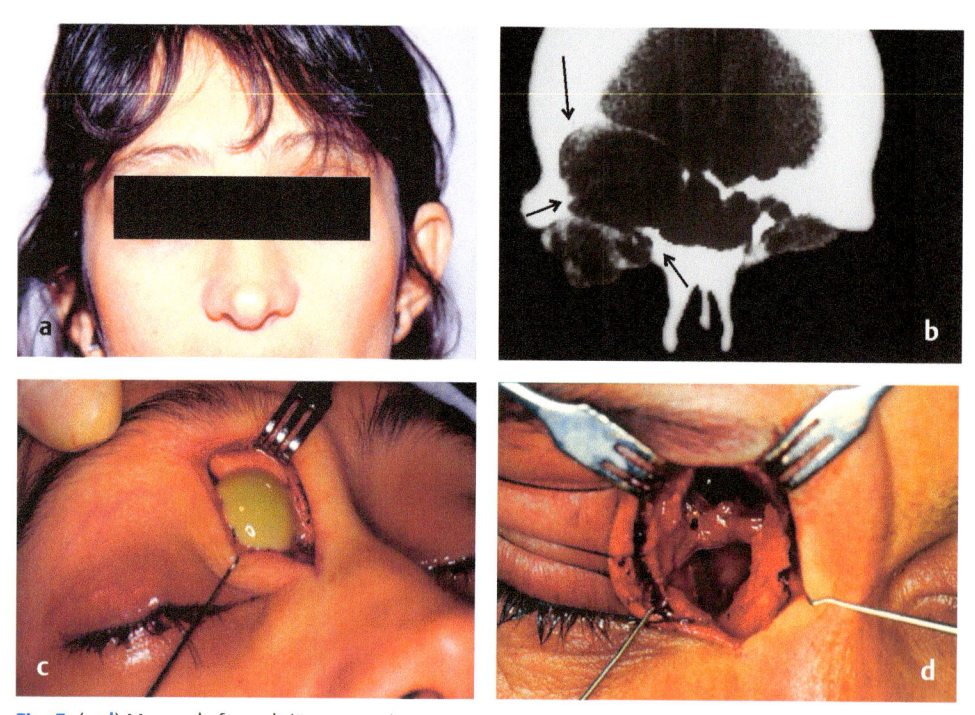

Fig. 5. (a-d) Mucocele frontal. (Fonte: JJM.)

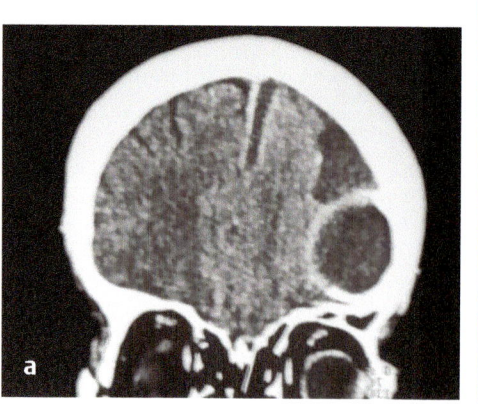

Fig. 6. (a-c) Abcesso extradural. *(Continua.)*

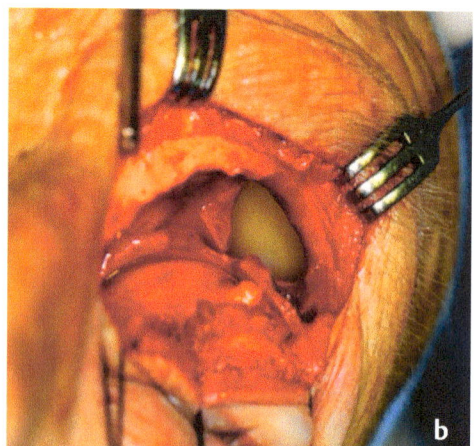

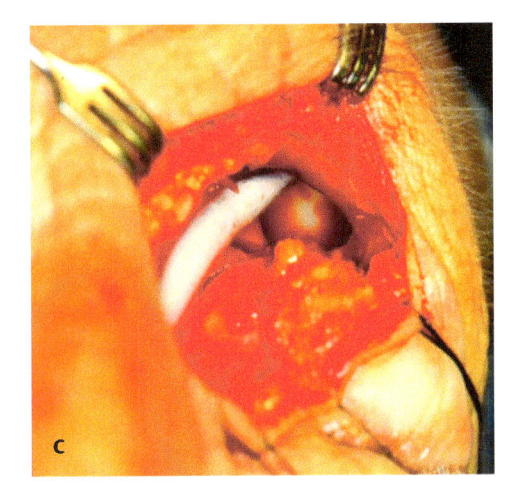

Fig. 6. *(Cont.)* (c) Intraoperatório de abcesso extradural com tubo de acomodação de retalhos. (Foto JJM.)

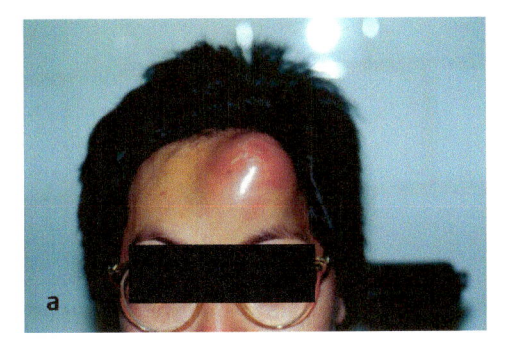

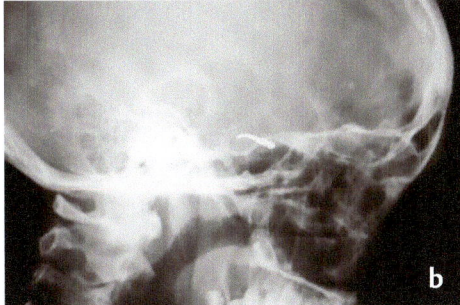

Fig. 7. (a, b) Abcesso subperiosteal após cirurgia de aneurisma cerebral. (Fonte JJM.)

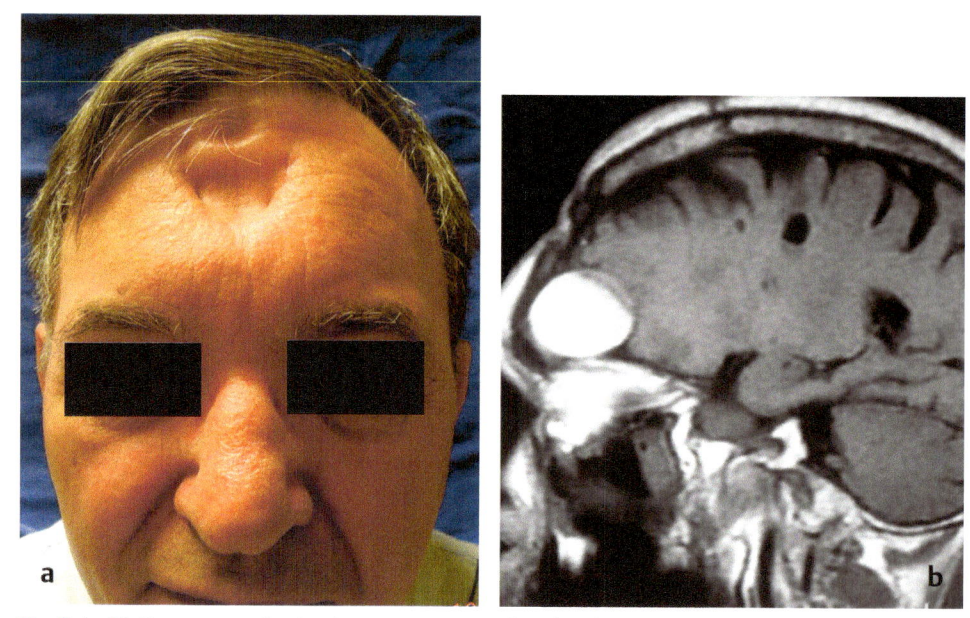

Fig. 8. (**a, b**) Abcesso extradural após neurocirurgia malconduzida com abertura de seios frontais. (Fonte JJM.)

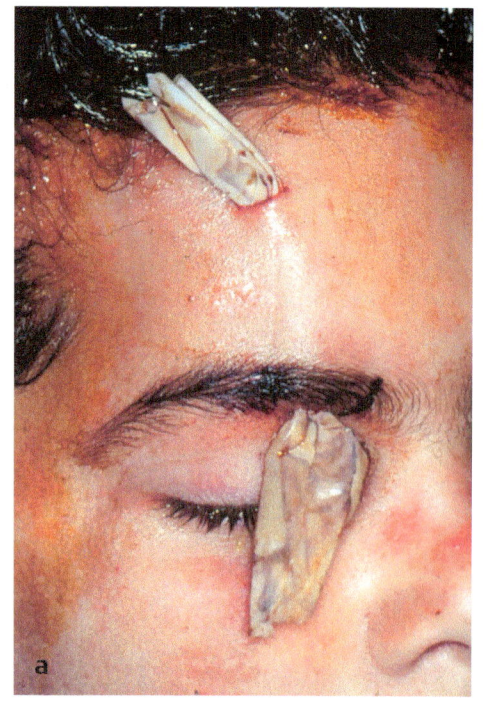

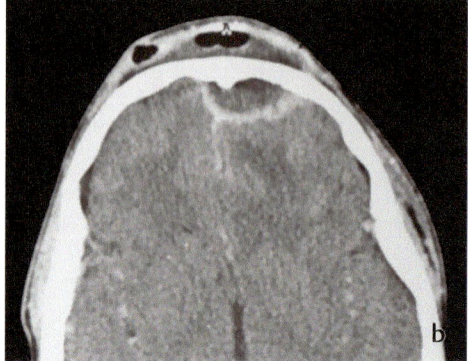

Fig. 9. (**a, b**) Abcesso extradural e subperiosteal. (Fonte JJM.)

Nos casos clínicos demonstrados anteriormente, a técnica utilizada foi a sinusotomia frontoetmoidal externa associada à técnica intranasal com a confecção de retalhos nasais. Dentro de nossas estatísticas, a resolução dos casos foi total, sem casos de recidiva de doença, e isto simboliza a segurança desta técnica operatória com a confecção de retalho intranasal.

Algumas indicações das técnicas externas eram:

1. Falha na cirurgia intranasal.
2. Ausência de reparos anatômicos.
3. Sinusite recorrente com complicações.
4. Retirada de grandes tumores.
5. Acesso à cirurgia da base do crânio.

O desenvolvimento dos retalhos nasais segue as técnicas mundialmente consagradas. Vale salientar a complexidade destas técnicas apresentadas, tanto para a sua realização quanto à dificuldade de torná-las didáticas visto que quase na totalidade das vezes o aceso externo, inicialmente, era realizado com luz frontal apenas, sem suporte endoscópico.

São tipos de retalhos intranasais:

1. Sewall-Boyden Flap.
2. Halle Flap.
3. Mcnaught Flap.
4. Elbow Flap.
5. Mucosal Flaps.

Edward Cecil Sewall era da Stanford University (1935) e desenvolveu a sinusotomia frontal unilateral com retalho pediculado no septo nasal (Fig. 10).

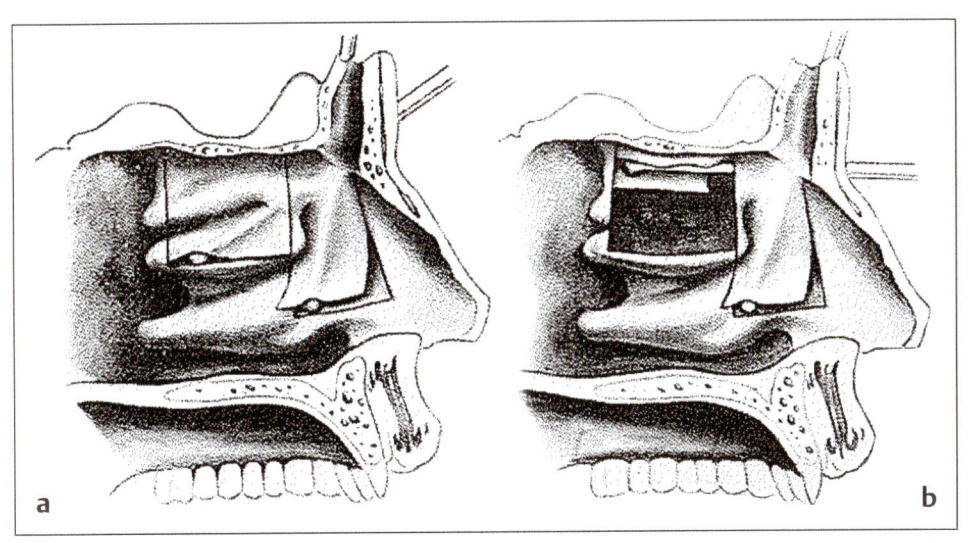

Fig. 10. (a, b) Esquema mostrando inserção do *flap*. (Imagem do artigo original de E. C. Sewall. XXXI. The Operative Treatment of Nasal Sinus Disease. Published in 1935.)

As Figuras 11 e 12 são ilustrações do Dr. João Maniglia para sistematização da Técnica de Sewall.

A tomografia da Figura 13 mostra, na ponta da seta, a posição do retalho de base septal.

Robert McNaught foi da Stanford University (1936) e desenvolveu a sinusotomia frontal bilateral com pedículo na parede lateral (Fig. 14).

As Figuras 15 e 16 são ilustrações do Dr. João Maniglia para sistematizar a técnica de McNaught.

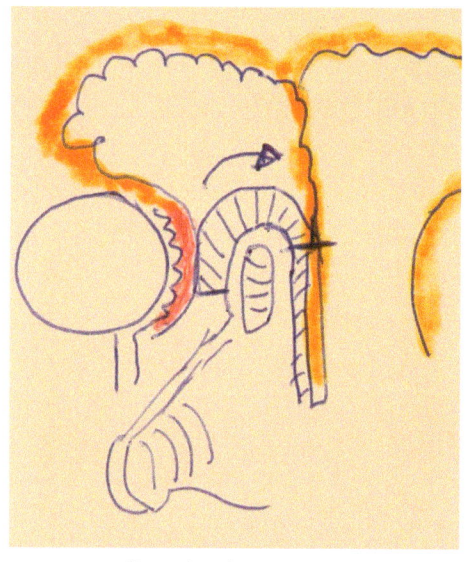

Fig. 11. Sewall-Boyden Flap (retalho mucoperiosteal de *agger nasi* pediculado no septo nasal). (Desenho João J Maniglia.)

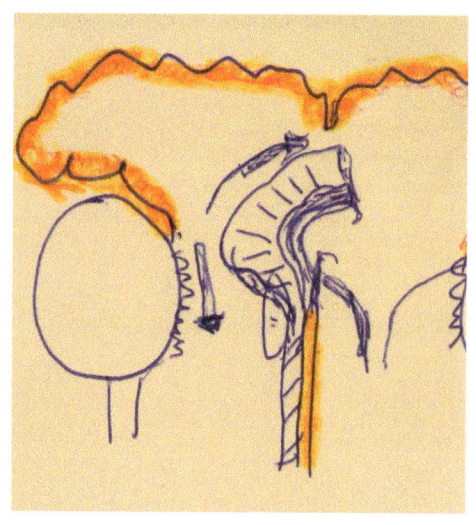

Fig. 12. Sewall-Boyden Flap: abertura do septo interfrontal e rotação do retalho. (Desenho João J Maniglia.)

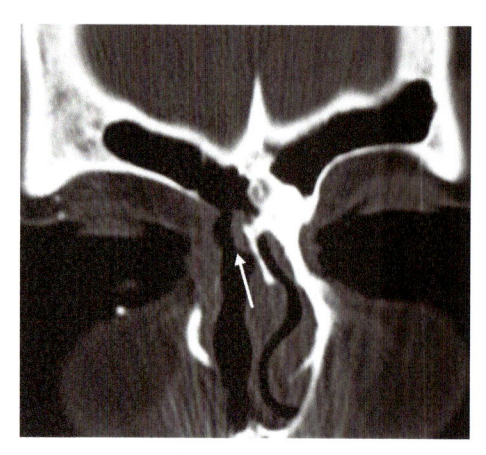

Fig. 13. Pós-operatório de Sewall Flap.

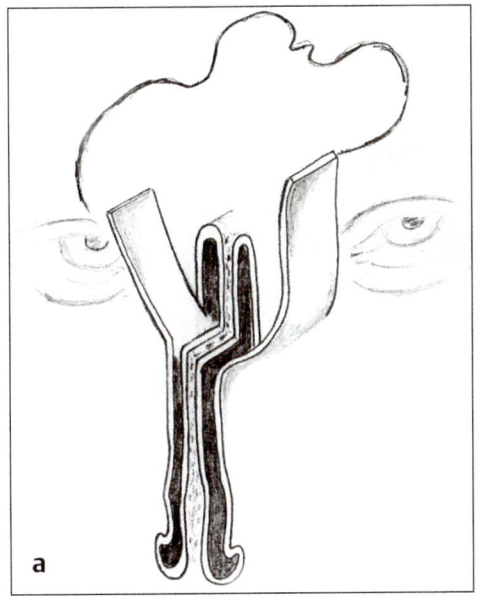

Fig. 14. (a, b) Retalho de McNaught de base no *agger nasi* com extensão nasal.

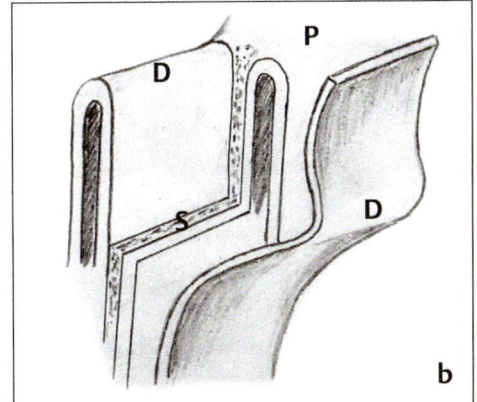

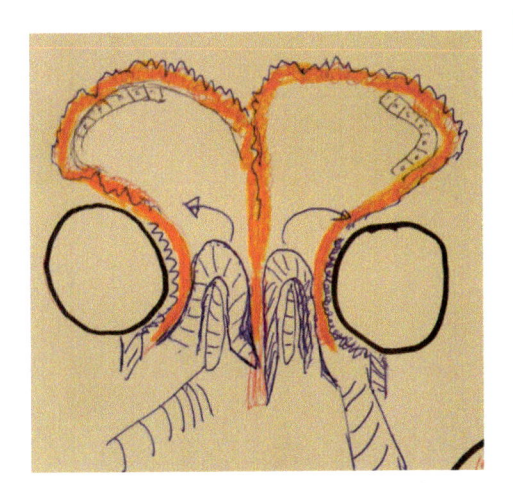

Fig. 15. Retalho de McNaught bilateral (Lothrop com retalhos bilaterais). Retalho de septo nasal com base no *agger nasi*. (Desenho João J Maniglia.)

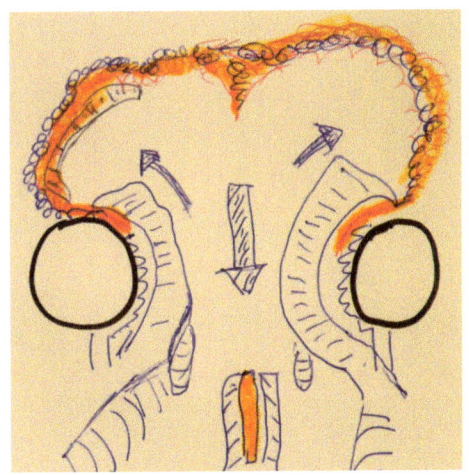

Fig. 16. Lothrop com retalhos bilaterais de McNaught. (Desenho João J Maniglia.)

Tomografia pós-operatória com perfuração de septo nasal e retalho de McNaught bilateral (setas vermelhas) com base no *agger nasi* (Fig. 17).

A confecção dos retalhos intranasais unilaterais seguiam a seguinte sistematização:

1. Remoção da patologia.
2. Preservação do mucoperiósteo.

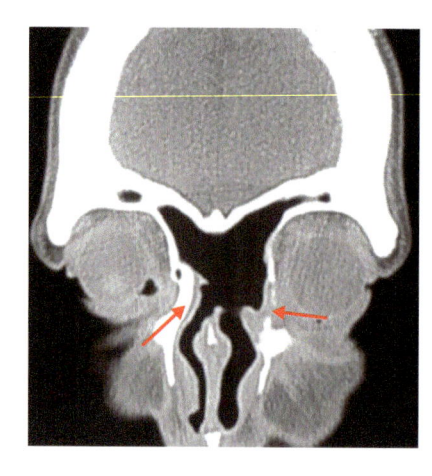

Fig. 17. Tomografia mostrando a posição dos retalhos no pós-operatório McNaught Flap.

3. Abertura do septo interfrontal.
4. Reconstrução da drenagem (retalho de Sewall de base septal).
5. Drenagem bilateral com Lothrop com retalhos.

Para retalhos bilaterais era utilizada a técnica de retalho de MaCnaught de base de inserção lateral.

Estas técnicas são ainda realizadas em nosso serviço, mas muito raramente, visto o desenvolvimento do uso do endoscópio nas cirurgias endonasais. Com o advento da técnica de Marco Cesar Santos não existe mais a necessidade de procurar reparo anatômico confiável (base de crânio e artéria etmoidal anterior) para identificação do ducto nasfrontal, que são facilmente localizados após a remoção do *frontal beak*.

RACIONAL DA ANATOMIA CIRÚRGICA – A JORNADA DO TRIÂNGULO AO TRAPÉZIO

Observe na Figura 18 que o *frontal beak* é um bloco ósseo muito espesso, de formato triangular, onde a base do triângulo (hipotenusa) fica paralela ao dorso nasal. Os outros dois lados do triângulo (catetos) projetam-se em direção à cavidade nasal. O racional do acesso cirúrgico ao seio frontal de trajeto reto, ou seja, paralelo à glabela, segue critérios com a remoção dos dois lados do triângulo, um mais inferior e o segundo que fica voltado para o seio frontal, fazendo o assoalho deste, ou a base de células frontoetmoidais. Desse modo, o formato do *frontal beak* que, inicialmente, é triangular, toma a forma de um trapézio. A ausência da ponta do triângulo, o *frontal beak*, o transforma em um trapézio e, assim, o acesso ao seio frontal se torna livre (Fig. 19).

POSICIONAMENTO DA CABEÇA E O *FRONTAL BEAK*

Essa técnica baseia-se na anatomia do osso do assoalho do seio frontal (espinha nasal do osso frontal), o *frontal beak*, na periórbita, na sua localização lateral, e na base do crânio, no seu limite posterior e inferior (Fig. 20).

Um princípio básico para o entendimento desta cirurgia do seio frontal é que a grande maioria das figuras de livros e artigos mostra sempre a imagem da cabeça na posição

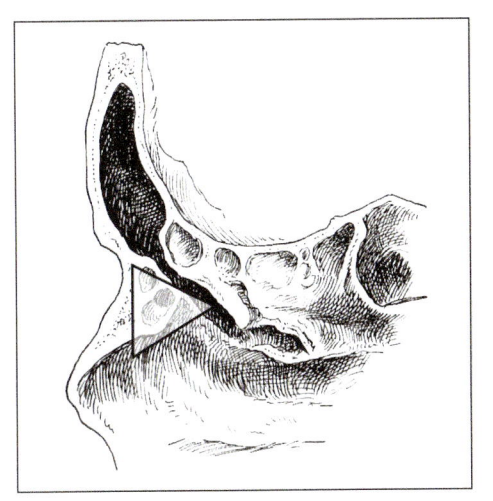

Fig. 18. Anatomia pré-operatória. (Adaptada de Skillern, R. H. The catarrhal and suppurative diseases of the accessory sinuses of the nose. 1875.)

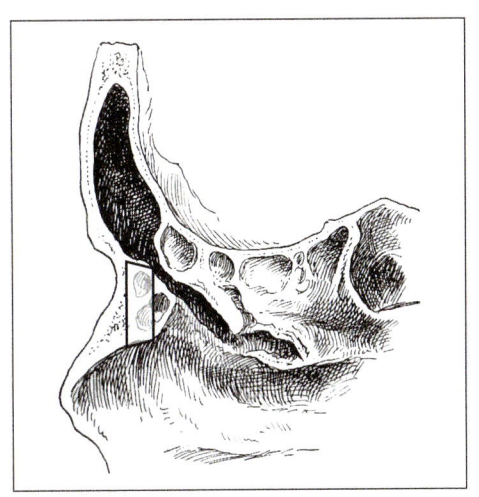

Fig. 19. Anatomia pós-operatória. (Adaptada de Skillern, R. H. The catarrhal and suppurative diseases of the accessory sinuses of the nose. 1875.)

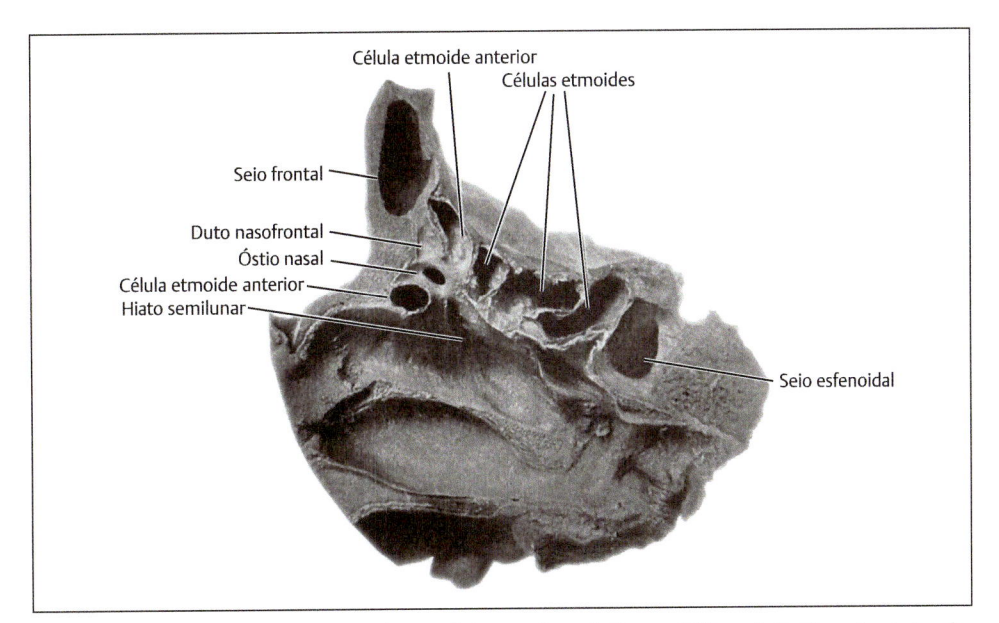

Fig. 20. Imagem demonstrando a espinha nasal do osso frontal. (Fonte: Skillern, R. H. The catarrhal and suppurative diseases of the accessory sinuses of the nose. 1875.)

"norte-sul", porém, devemos lembrar que o dorso do paciente está elevado e o posicionamento da cabeça do paciente deve estar levemente estendido. Isto é extremamente importante por dois motivos: o primeiro que nesta posição o *cavum* pode reter secreções na rinofaringe, assim o paciente não fica deglutindo o sangue durante a cirurgia e ainda permite que a laringe do paciente não fique alagada com secreções, o que dificultaria a respiração do paciente, a segunda grande vantagem é que, apontando a ponta do nariz para o teto, ou como falamos diariamente: apontar a ponta do nariz para o céu, a base do crânio fica para baixo e o seio frontal se posiciona em uma linha reta com o dorso nasal. Desta maneira a manipulação do endoscópio fica muito mais anatômica.

Na Figura 21 mostra-se o posicionamento didático e na Figura 22 o posicionamento da cabeça do paciente na cirurgia.

PRINCÍPIOS BÁSICOS DA TÉCNICA DE MCSANTOS

Após esta explicação de posicionamento, fica claro entender que neste procedimento a base do crânio fica sempre para baixo e o frontal sempre para cima. Este referencial anatômico pode confundir os cirurgiões com pouca experiência neste tipo de abordagem, porém, deve-se mentalizar que o caminho mais seguro é sempre para cima e anterior a inserção da segunda lamela faz o sucesso e a segurança da utilização desta técnica MCSantos.

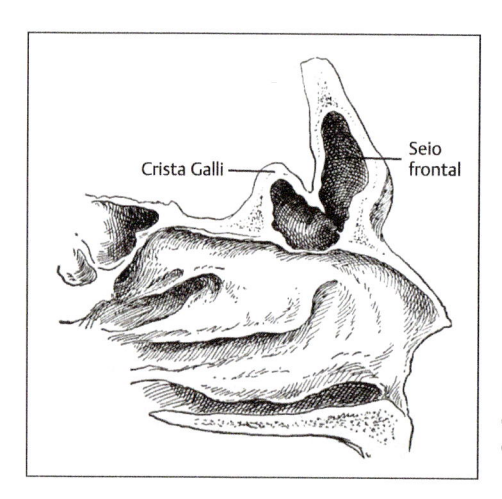

Fig. 21. Posicionamento didático. (Adaptada de Skillern, R. H. The catarrhal and suppurative diseases of the accessory sinuses of the nose. 1875.)

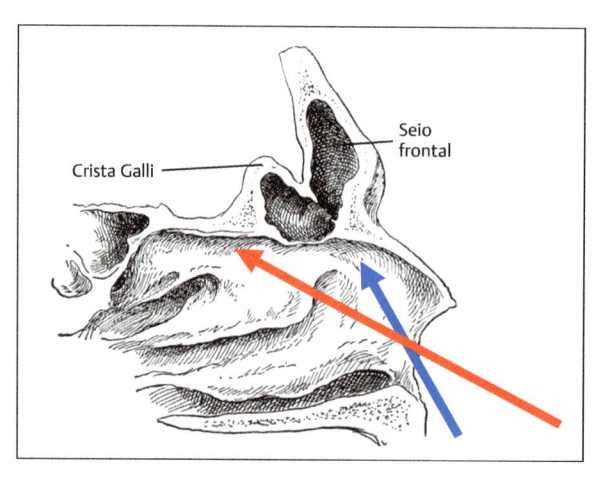

Fig. 22. Posicionamento cirúrgico. Seta azul representa a posição do endoscópio e o trajeto cirúrgico ao seio frontal. Seta vermelha em direção à base do crânio. (Adaptada de Skillern, R. H. The catarrhal and suppurative diseases of the accessory sinuses of the nose. 1875.)

Utilizam-se essas estruturas (o *frontal beak*, a base do crânio e a periórbita) como ponto de reparo anatômico seguro e estes reparos estão sempre presentes no paciente; com o reconhecimento destas estruturas a identificação do seio frontal fica mais segura. Após a identificação do seio frontal, a técnica utilizada para ampliação do seio pode ser implementada por meio de técnicas consagradas como as cirurgias de Messerklinger, Wormald, Draf ou Lothrop.

O objetivo de usar está técnica é a remoção do *frontal beak* precocemente no aceso ao seio frontal pela via anterógrada endonasal usando endoscópio de zero grau e anestesia local e sedação.

Após a remoção do *frontal beak*, as células etmoidais anteriores são removidas (longe da periórbita e base do crânio), delineando o ducto nasofrontal. Se o espaço for exíguo, podemos recorrer ao uso dos retalhos de mucoperiósteo ou usar a drenagem do outro lado pela abertura do septo interfrontal ou executamos as Técnicas de Lothrop modificadas.

HALLE'S INTRANASAL OPERATION – LONGE DE COMPLICAÇÕES

Uma das partes mais difíceis de desenvolvimento da cirurgia do seio frontal é a identificação das estruturas que podem produzir complicação durante o acesso cirúrgico. Uma lesão das estruturas ao redor deste acesso pode levar a complicações muito importantes, como fístula liquórica ou lesão de órbita. O acesso ao seio frontal após a remoção do *frontal beak*, podendo ser com sedação e anestesia local, utilizando a técnica de MCSantos, demostra como acessar o seio frontal de forma rápida e segura, utilizando um osteótomo, um Kerrison, curetas curvas e endoscópio de 0 ou 30 graus. Esta técnica pode ser utilizada como uma pré-técnica para qualquer outra metodologia de abertura do seio frontal. Esta técnica é pioneira pelo fato de utilizar, de maneira inédita, um osteótomo angulado de 42 graus, de cabo retangular e com 3,2 mm em sua a sua extremidade mais distal.

O princípio da remoção da espinha nasal anterior e superior foi muito bem sistematizado por Halle no artigo: Halle M. Externe oder interne Operation der Nebenhöhleneiterungen. Berl Klin Wocherschr 1906; 43:1369-72, 1407, porém, este autor utilizava brocas para realizar seu procedimento (Fig. 23).

INSTRUMENTOS DA TÉCNICA MCSANTOS

Esta técnica de MCSantos utiliza poucos instrumentos:

1. *Rongeur de Jansen-Middleton forceps*: instrumento potente e duplo articular para remoção cartilaginosa e óssea na septoplastia alta e porção anterior do corneto médio.
2. *Kerrison Rongeur*: instrumento duplo articulado para remoção do processo frontal ascendente da maxila e osso lacrimal, com exposição da periórbita. O Kerrison utilizado é o reto e o multiarticular "Cobra" de 90 graus.
3. Cautério bipolar em pinça baioneta e ponta de ouro ou monopolar com ou sem aspiração para cauterização de algum vaso que esteja sangrando.
4. Endoscópio grande angular de zero grau, ocasionalmente de 30 graus. Essa técnica não necessita usar endoscópicos para realizar cirurgia retrógrada (45 ou 70 graus). Estes endoscópios causam distorção da anatomia e são difíceis de trabalhar.

OSTEÓTOMO MARCO CESAR

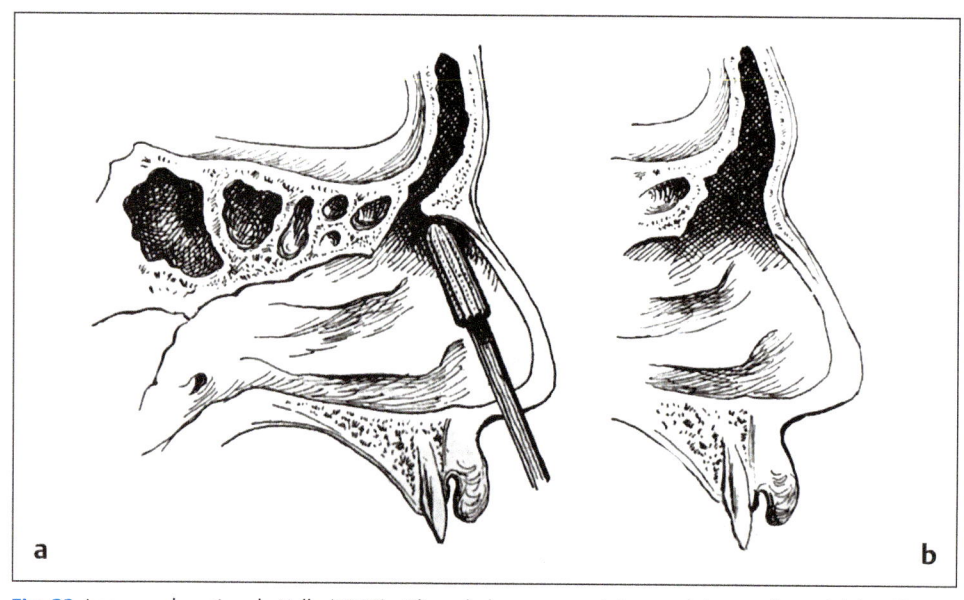

Fig. 23. Imagem do artigo de Halle (1906) utilizando broca na espinha nasal do osso frontal. (**a**) Halle's operation. Removing the anterior superior nasal spine with the drill. (**b**) Halle's operation completed, showing the large communication between the nose and the frontal sinus. (Fonte Livro Ross Hall Skillern. Accessory sinus of the nose Halle's Intranasal Operation (1906).)

5. Ponta de aspiração reta e curva.
6. Blakeslee-Wield fórceps de 45 graus e reto para remoção de células frontoetmoidais.
7. Curetas curvas curta e longa de 45 graus.
8. Faca de Rosen na incisão do processo uncinado e na confecção dos retalhos de mucoperiósteo (Sewall-Boyden e McNaught), quando necessário.
9. Osteótomo Marco Cesar.

OSTEÓTOMO MARCO CESAR

Nosso osteótomo foi desenvolvido na empresa Oficina Técnica de Material Cirúrgico (OTEMAC) de Curitiba-Paraná, juntamente com o senhor Olympio de Oliveira Lima e seu filho, o senhor Flávio de Oliveira Lima. Desenvolvemos diversos outros osteótomos como referência, mas a principal característica deste instrumento exclusivo é a liga metálica que foi utilizada, a angulação e o formato da pega do instrumento (Fig. 24).

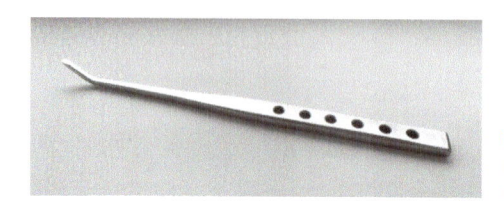

Fig. 24. Osteótomo Marco Cesar utilizado para remoção da espinha nasal do osso frontal.

A liga metálica utilizada é uma liga ideal que possibilita fazer uma transferência de energia do impacto do martelo no osteótomo para a ponta do osteótomo, sem perder energia. Isso parece óbvio, mas quando o martelo colide com o osteótomo, a energia se dissipa, pois as ligas metálicas são muito frouxas e não conseguem conduzir a energia do impacto do martelo na ponta do osteótomo.

Este osteótomo específico tem a consistência de uma liga metálica que torna a precisão e a força do osteótomo muito grande e, por isso, independentemente do tamanho do *frontal beak*, é possível fazer a remoção de grande parte deste bloco ósseo. A denominação deste osteótomo foi carinhosamente feita pelo professor Dr. Alexandre Felippu, que o chama de "Marco Cesar".

O osteótomo desenvolvido por este autor e pela OTEMAC é robusto e tem uma "pegada" retangular e não oval ou quadrangular. O formato retangular favorece o manuseio do instrumento, deixando o apoio na mão do cirurgião em um plano muito maior e isto deixa o instrumento muito mais firme, onde, no momento do impacto, o instrumento não "escapa" da mão do cirurgião. É importante observar que na sua porção mais proximal o osteótomo é mais largo e conforme ele vai se aproximando da sua porção distal, vai afinando, chegando aos 3,2 mm na sua porção de corte. O grande segredo do manuseio de um osteótomo forte, como o osteótomo desenvolvido por nós, é que o cirurgião não precisa ficar fazendo força com a mão. Pela sua estrutura forte e pela sua transmissão de energia, o impacto do martelo conduz a energia ao ponto mais distante do osteótomo. Uma coisa que confunde os cirurgiões no início de carreira e de formação é que osteótomos leves são mais seguros. Isso não é verdade. O osteótomo deve ser pesado, pois quanto mais pesada e mais densa for a liga metálica do osteótomo, maior o controle do cirurgião na hora do corte do osso com esse instrumento. Desta maneira, este instrumento se encontra perfeito em sua angulação e diâmetros para a remoção do *frontal beak*, utilizando óticas de zero grau ou de 30 graus para a abertura do assoalho do seio frontal (Fig. 25).

PRINCÍPIO LÓGICO E ANATOMIA CIRÚRGICA DA TÉCNICA MCSANTOS

A técnica MCSantos é uma técnica inédita e inovadora e conta com uma volumosa documentação desde 2004 até agosto de 2020. São 7.248 cirurgias endoscópicas nasossinusais e 2.334 cirurgias endoscópicas endonasais, externas ou híbridas do seio frontal, utilizando quase sempre o mesmo princípio e a mesma técnica de abordagem e a grande maioria com sedação e anestesia local, todas estas cirurgias estão documentadas através da Big Data do banco de dados do Hospital IPO de Curitiba por meio do programa *Clinic*. Estes dados estatísticos documentados em todos os pacientes demonstram a vasta experiência que adquirimos durante todos esses anos no Hospital IPO. Isso nos posiciona como um centro de referência mundial neste tipo de cirurgia com anestesia local e sedação.

O paciente fica em decúbito dorsal com 30 graus de elevação do dorso e com a cabeça ligeiramente estendida.

Após a sedação realizada pelo anestesista no centro cirúrgico, não utilizamos medicação pré-operatória, e assim que o paciente fica sedado, colocamos um cotonoide embebido em neotutocaína 1% com oximetazolina. A anestesia local é aplicada localmente, ocasional-

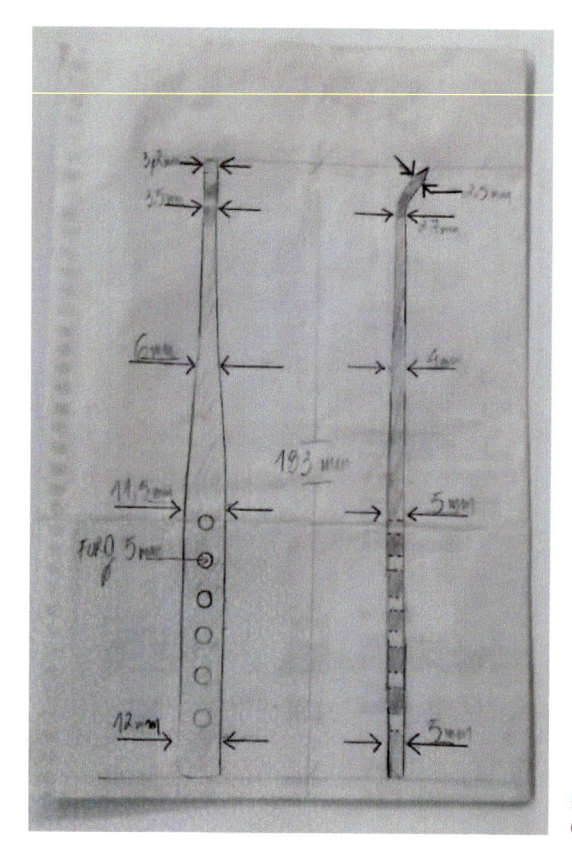

Fig. 25. Desenho original da OTEMAC. (Fonte: Autor.)

mente realizamos um bloqueio do nervo supraorbitário e supra troclear, com xilocaína 2% sem vaso com adrenalina na proporção 1:80.000, mistura realizada imediatamente antes da infiltração. Sempre cortamos as vibrisas narinárias para não sujar a ponta do endoscópio.

Qualquer cirurgia extra, realizamos no início da cirurgia como a septoplastia para correção de desvios altos de septo nasal que bloqueiam a visualização da goteira olfatória e turbinectomia média parcial. Prosseguimos com a faca de Rosen fazendo a incisão do processo unciforme, imediatamente após o processo frontal da maxila. Após esta incisão o uncinado fica preso superior e inferiormente, como se fosse uma "alça de balde". Cortamos inferiormente, primeiro, o uncinado e, posteriormente, na porção superior, não se deve cortar antes em cima por causa do sangramento superior, que pode esconder o corte inferior. Após remover o uncinado, prosseguimos removendo o processo frontal ascendente da maxila com o Kerrison e localizamos assim, lateralmente, a periórbita, que contém a via lacrimal, confeccionamos, assim, uma trincheira lateral que termina na porção lateral do *frontal beak*. A trincheira medial é realizada também com o Kerrison, esqueletizando a inserção do corneto médio na base do crânio. Nunca se deve avançar o Kerrison medal à inserção do corneto médio. Desta maneira o bloco ósseo que fica entre a trincheira lateral e a medial é o *frontal beak*. Agora se utiliza o Marco Cesar para remoção do *frontal beak*. Com uma cureta angulada apenas na ponta, removem-se as células frontoetmoidais anteriores utilizando a técnica *uncapping the eggs* do professor Stammberger. Com uma cureta mais longa de 45 graus, células mais altas são removidas até a identificação do ducto nasofrontal e do infundíbulo do frontal. Estes passos cirúrgicos são universais para qualquer procedimento de ampliação da abertura do seio frontal, que pode ser realizado na sequência destes passos.

O *frontal beak,* ou espinha nasal do osso frontal é uma extensão do osso frontal e se funde com o processo ascendente da maxila lateralmente.

O princípio técnico da técnica de MCSantos fica muito evidente na Figura 26 adaptada do livro do professor Wormald. Observe que na Figura 26a temos o *frontal beak* bem aumentado em suas dimensões e uma pneumatização pequena da célula do *agger nasi*. Na Figura 26b temos um *frontal beak* pequeno e uma pneumatização grande da célula do *agger nasi*. O CM representa a concha média, o BE significa bula etmoidal, o OF é o ducto do seio frontal e o RF é o recesso do seio frontal. Na Figura 26b temos ainda o RSB que é o recesso suprabular, ou seja, células suprabulares. A seta vermelha demonstra onde, normalmente, as técnicas cirúrgicas são implementadas, onde sempre é contornado o *frontal beak* e a cirurgia é realizada de posterior para anterior com endoscópios de grande angulação que distorcem a imagem da anatomia e a necessidade de usar instrumentos curvos.

Neste tipo de abordagem de posterior para anterior o cirurgião tem que dissecar a base de crânio inicialmente, correndo risco de fístula ou sangramento da artéria etmoidal anterior, para depois identificar o ducto frontonasal. O risco desta técnica é que você vai identificar, primeiramente, o maior risco cirúrgico da abordagem do seio frontal, que é a possibilidade de desenvolver uma fístula liquórica e não ter ainda identificado o seio frontal. Por isso essas técnicas retrógradas são extremamente complexas para execução e ensinamento.

Halle já demostrava em seus artigos seu método, os dois caminhos, trajetos, para acessar o infundíbulo do seio frontal. Na Figura 27 do seu artigo original fica clara a simplicidade do trajeto linear, reto, para o seio frontal.

Quando um paciente ainda apresenta a inserção da segunda lamela, ou seja, a inserção da parede anterior da bula etmoidal na base do crânio, o cirurgião pode-se apoiar

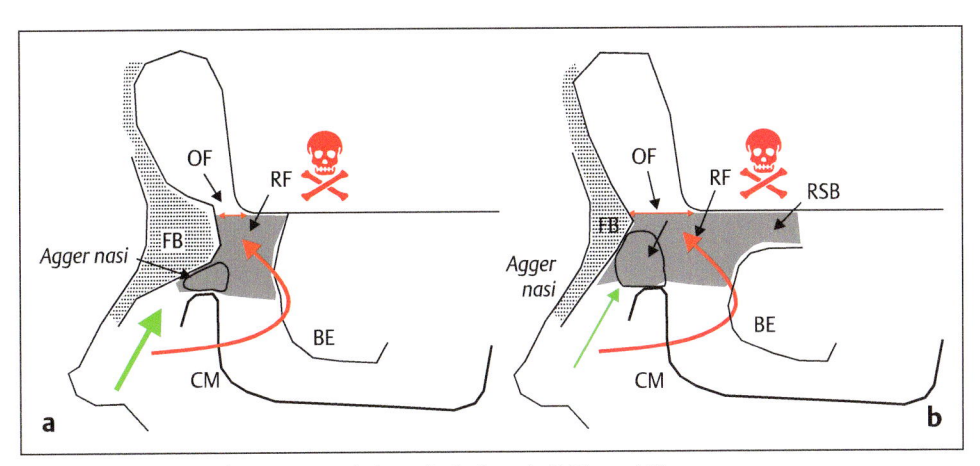

Fig. 26. (a, b) Técnica de MCSantos. *(Adaptada do livro do PJ Wormald.)*

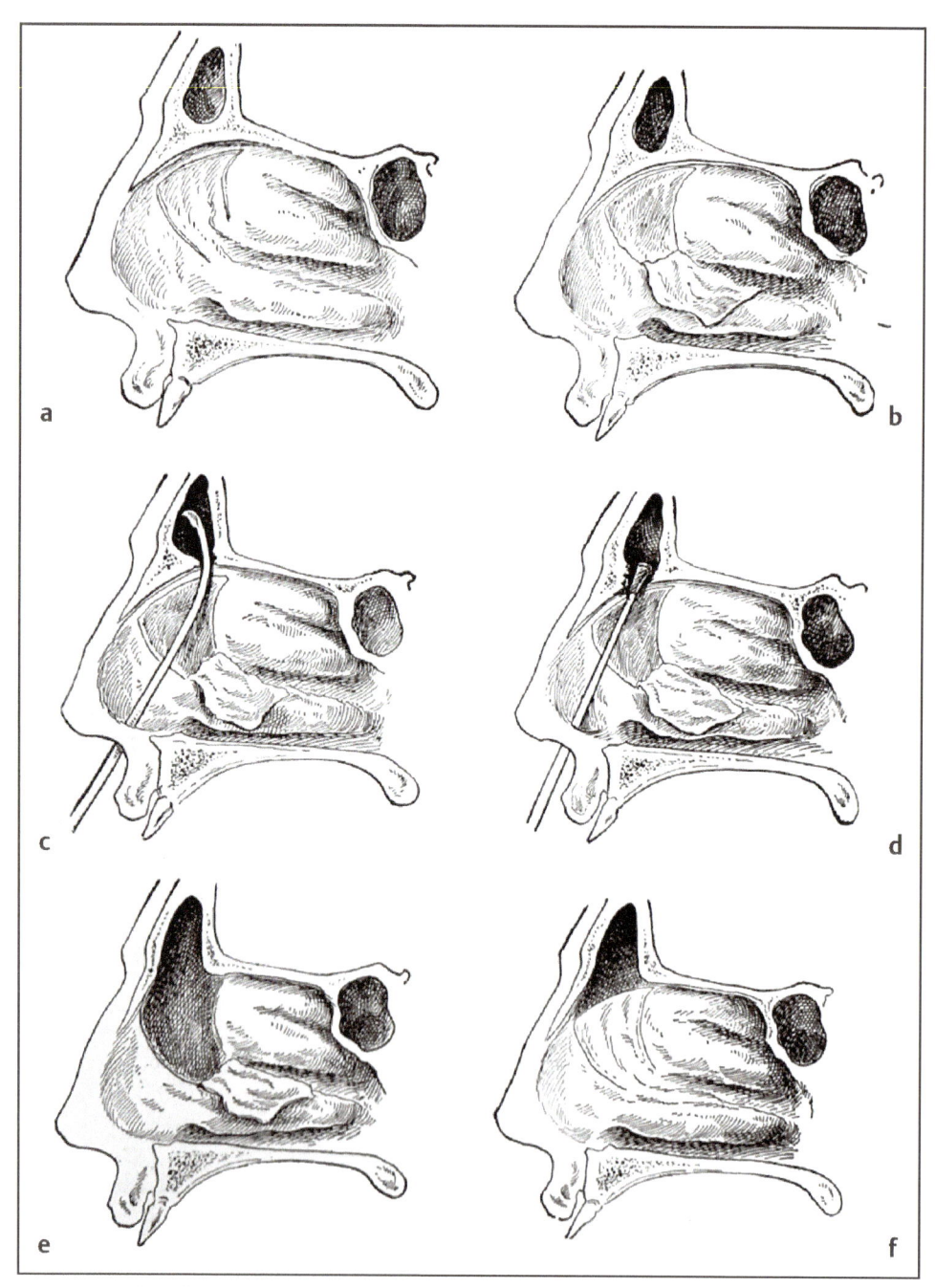

Fig. 27. Método Halle's. (**a**) Incisão preliminar. (**b**) *Flap turned back.* (**c**) *Opening sinus with pear-shaped breve.* (**d**) *Floor of sinus removed.* (**e**) *Curetting of sinus.* (**f**) *Flap replaced.* (Fonte: Ross Hall Skillern. Accessory sinus of the nose Halle's Intranasal Operation: Halle's Method (1906).)

nesse reparo anatômico e, em seguida, identificar a base do crânio e seguir caminhando de posterior para anterior para a identificação do seio frontal, utilizando sempre óticas anguladas como 30, 45 ou 70 graus para a realização dessa técnica.

A primeira variável que podemos ver na Figura 26b é o recesso suprabular, que é uma pneumatização superior da bula etmoidal que "joga" a inserção da segunda lamela para mais posterior e o trajeto do percurso pela base do crânio se torna muito maior, além do risco de uma lesão de base do crânio ou até de uma lesão da artéria etmoidal anterior, porque a segunda lamela normalmente fica inserida 2 mm anterior à artéria etmoidal anterior. Com esta pneumatização os riscos cirúrgicos sempre se potencializam.

Seguindo o princípio da técnica de MCSantos (representado pela seta verde – Fig. 26), pode-se observar que o caminho para o seio frontal é mais curto, reto, paralelo ao dorso nasal, e a única estrutura que se interpõe entre a abertura do seio frontal (como claramente pode ser evidenciado pela seta verde – Fig. 26) é o *frontal beak*. Observe que após a remoção do *frontal beak* a primeira estrutura identificada é o seio frontal ou parede anterossuperior de células frontoetmoidais.

Na reoperação onde já foi retirada a bula etmoidal, o que faz com que o cirurgião perca o referencial da inserção da segunda lamela na base do crânio, ou seja, do limite posterior da cirurgia, essa técnica retrógrada se torna ainda muito mais complexa, diferente da técnica de MCSantos, que é uma cirurgia que se apoia sempre no osso que faz a porção inferior do seio frontal e anterior ao recesso frontal, se distanciando sempre da base do crânio. Então, quanto mais próxima a cirurgia ficar da espinha nasal do osso frontal, *frontal beak*, mais seguro é o seu campo; e acesso cirúrgico; quanto mais posterior e inferior for para a identificação e para a abertura do seio frontal, maior o risco de fazer uma lesão de base do crânio, como demonstrado na Figura 26.

A técnica de MCSantos demonstra que a cirurgia sempre deve ser próxima ao *frontal beak*; quanto mais próximo o cirurgião estiver do *frontal beak*, mais distante ele estará da base do crânio. Na presença de células do *agger nasi* que fazem uma grande pneumatização do *frontal beak*, essa distância entre o *frontal beak* e a base do crânio é maior e isso dá mais sensação de segurança ao cirurgião, porém, muitas vezes, estas células podem dificultar a abertura do infundíbulo do frontal. Contudo, quando se tem esses ductos frontonasais de aberturas do seio frontal muito estreitos, com a distância do *frontal beak* para a base do crânio sendo muito curta ou pequena (Fig. 26a), a possibilidade de fístula liquórica é maior. É por esse motivo que a remoção do *frontal beak* aumenta a distância da parede anterior do seio frontal, à base do crânio. Isso torna a cirurgia mais segura.

Na Figura 28, do livro do professor Peter John Wormald, fica muito claro que a retirada do *frontal beak* apresenta caminho reto para a cirurgia do seio frontal com utilização de endoscópios de zero grau. Ainda nesta representação gráfica observa-se que quando o acesso da cirurgia é retrógrado, utilizando os endoscópios angulados de 30, 45 ou 70 graus, a proximidade a artéria etmoidal anterior é maior.

A remoção do assoalho e do teto de qualquer célula frontoetmoidal segue o princípio do professor Dr. Stammberger denominada *uncapping the egg*. É importante relatar que os instrumentos angulados, quanto mais curtos na sua porção terminal, mais seguros eles se tornam.

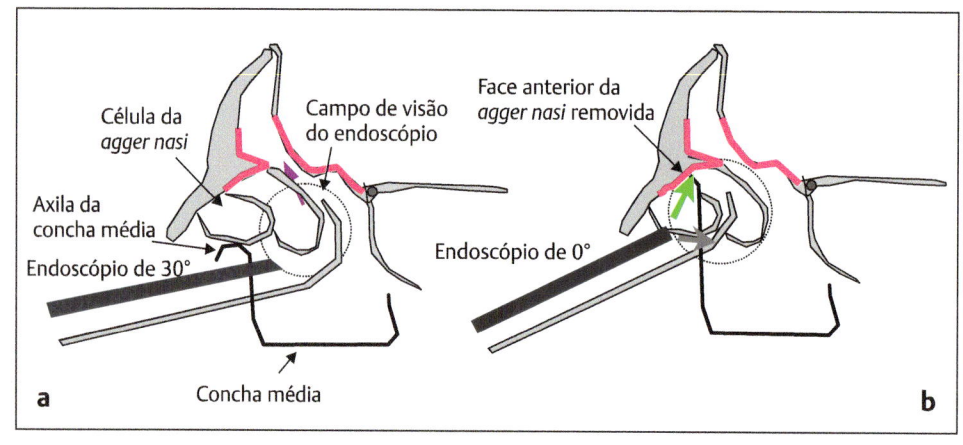

Fig. 28. (**a**, **b**) (Fonte: Livro do PJ Wormald.)

Nos instrumentos com porção terminal muito longa, o cirurgião normalmente perde a sensibilidade e o controle da porção distal do instrumento, aumentado o risco de lesões na base do crânio.

Na remoção das células anteriores do *agger nasi* (Fig. 28b – seta verde) e, na sequência, a remoção do *frontal beak*, a próxima estrutura identificada é o infundíbulo frontal. Nas cirurgias retrógradas (Fig. 28a – seta roxa), a maior dificuldade na visualização do seio frontal ocorre pela distorção da imagem produzida pelos endoscópios angulados. Esta distorção pode facilitar as lesões da artéria etmoidal anterior, que pode ocasionar um hematoma orbitário, uma situação de emergência médica.

PLANEJAMENTO CIRÚRGICO TOMOGRÁFICO PARASSAGITAL DO ACESSO AO SEIO FRONTAL E OSTEOGÊNESE

A imagem tomográfica parassagital é extremamente importante para se ter uma identificação da distância do *frontal beak* à base do crânio. Normalmente, para os cirurgiões, a maior distância torna a cirurgia mais segura. Quanto maior a distância do *frontal beak* da base do crânio, menor o risco de complicações.

A remoção precoce do *frontal beak* aumenta esta distância, tornando o procedimento mais seguro.

Na Figura 29 foi realizado um plano cirúrgico com base na anatomia tomográfica. Seguindo uma nomenclatura internacional de identificação das células frontoetmoidais, observam-se as seguintes estruturas:

- *FB: Frontal beak.*
- *AN: Agger Nasi.*
- *BL:* bula etmoidal.
- *3L:* terceira lamela ou inserção orbitária do corneto médio.
- *AEA:* artéria etmoidal anterior.
- *FC2: frontal cell* tipo 2.
- *FC3: frontal cell* tipo 3.

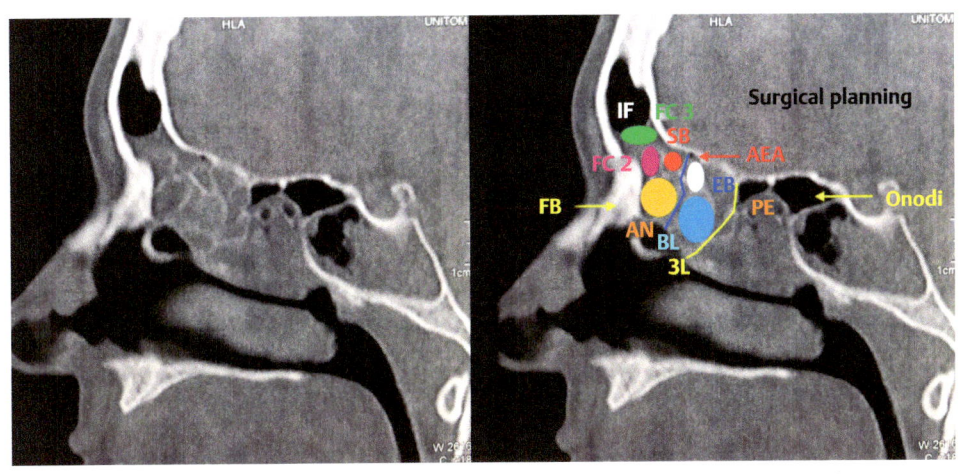

Fig. 29. Tomografia computadorizada de seios da face, com esquema das células identificadas para planejamento operatório. FB: *Frontal beak*; AN: *agger nasi*; BL: bula etmoidal; 3L: terceira lamela ou inserção orbitária do corneto médio; AEA: artéria etmoidal anterior; FC2: *frontal cell* tipo 2; FC3: *frontal cell* tipo 3; IF: infundíbulo do seio frontal; EP: etmoide posterior; SB: célula suprabular. (Fonte autor.)

- *IF:* infundíbulo do seio frontal.
- *EP:* etmoide posterior.
- *SB:* célula suprabular.

Observe a variedade de células que se pode encontrar, tornando o acesso retrógrado muito complexo. Durante a cirurgia de acesso ao seio frontal usando técnicas retrógradas, em que o paciente apresenta muita doença inflamatória, a identificação durante a cirurgia destas células é extremamente difícil. Normalmente o cirurgião vai removendo essas células sem ter a certeza muito clara se ele está removendo uma *frontal cell* tipo 2, uma *frontal cell* tipo 3 ou uma célula suprabular.

Utilizando a técnica MCSantos, estas alterações e variantes anatômicas não se tornam importantes, pois o *frontal beak* está sempre presente, assim como a periórbita e a base do crânio. A identificação de estruturas onde a variação anatômica é muito pequena torna a cirurgia sempre mais segura.

Nos casos em que o paciente tem que ser submetido à reoperação, a técnica MCSantos é ainda mais segura, como demonstrado na tomografia pré-operatória de um caso operado previamente (Fig. 30). Observe que no corte parassagital pode ser evidenciado um *frontal beak* que, provavelmente, sofreu um processo de osteogênese, pela característica da matriz óssea. Existem alguns estudos que referem o uso de sistemas de broca, provocando um aquecimento do osso podendo estimular ainda mais o processo inflamatório da osteogênese do *frontal beak* e uma nova obstrução do recesso frontal. A retirada de osso osteogênico pelo método frio, utilizando um osteótomo, aumenta muito a chance de cicatrização do osso sem a estimulação de osteogênese. Esta é mais uma grande vantagem desta técnica operatória. Dessa maneira, em casos onde o cirurgião encontre uma osteogênese de seio frontal, onde existe um bloqueio do recesso frontal e esta osteogênese não tem contato com a base do

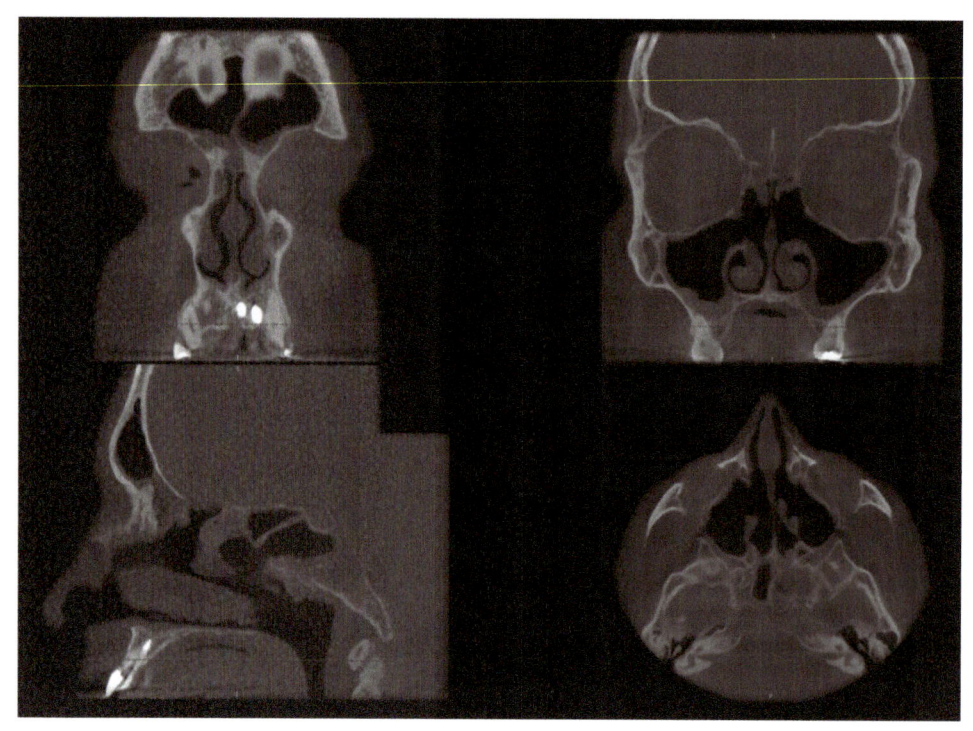

Fig. 30. Tomografia pré-operatória de um caso previamente operado com bloqueio do ducto nasofrontal. (Fonte autor.)

crânio, e isto é muito importante, a utilização da técnica de MCSantos é ainda mais segura. O cirurgião não tem os parâmetros anatômicos inicialmente demonstrados para a identificação segura da base do crânio. Na remoção do *frontal beak* onde sua porção mais posterossuperior fica muito próxima da base do crânio, a remoção da ponta deste "rochedo" por cirurgia retrógrada exige a utilização de brocas anguladas de normalmente 40 graus e estas brocas podem ser utilizadas, porém, o cirurgião tem que ter íntima relação com esses instrumentos, pois a remoção dos blocos ósseos com brocas anguladas são procedimentos longos e podem gerar um aquecimento no osso favorecendo uma recidiva da osteogênese.

Vale ainda aqui uma lembrança dos altos custos destes equipamentos, pois normalmente são de tecnologia importada. Parece incrível, mais muitas vezes os custos destes equipamentos são muito maiores que os honorários pagos para os médicos cirurgiões.

Na técnica de MCSantos a remoção deste bloco ósseo, principalmente da porção mais posterior e próxima da base do crânio, é realizada de uma vez só, com a utilização deste osteótomo angulado, o bloco ósseo normalmente é removido inteiro. As vantagens principais desta técnica anterógrada são a segurança do procedimento associado à rapidez do procedimento, diminuindo as chances de complicação. Lembrando que o osteótomo Marco Cesar é um instrumento cirúrgico de longa duração de uso e de custo muito mais barato em comparação com as brocas atualmente utilizadas.

PLANEJAMENTO CIRÚRGICO TOMOGRÁFICO PARASSAGITAL DO ACESSO AO SEIO FRONTAL E OSTEOGÊNESE

Na Figura 31 de pós-operatório do paciente da tomografia anterior (Fig. 30) observamos claramente, na imagem parassagital, que a remoção do *frontal beak* manteve ampla a abertura do ducto frontonasal do seio frontal ou do recesso frontal sem o desenvolvimento de osteogênese. Observe claramente, no osso frontal deste caso, que ainda apresenta uma alteração da matriz óssea do *frontal beak*, porém, sem estímulos de crescimento, situação essa que pode não ocorrer na utilização de brocas que geram calor, podendo fazer o desenvolvimento da matriz doente do osso frontal causando a osteogênese e levando assim à recidiva da obstrução do recesso frontal. Preciso deixar claro que a utilização de brocas é uma técnica muito importante em situações aonde a osteogênese é muito importante, porém, estes casos são incomuns em nossa prática diária (Figura 32).

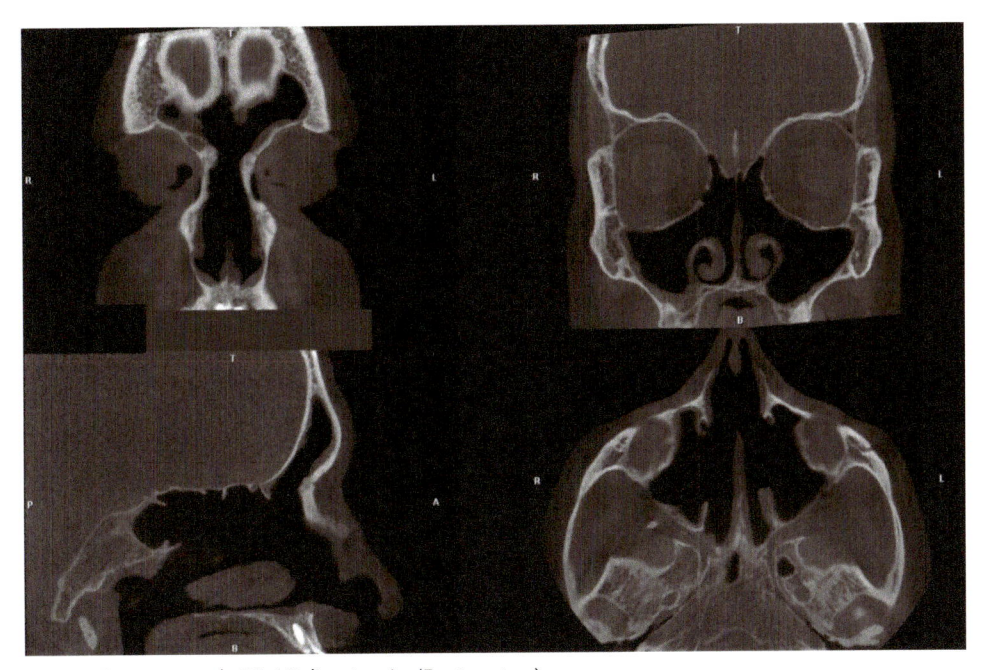

Fig. 31. Doze meses de PO 4 Polipectomia. (Fonte autor.)

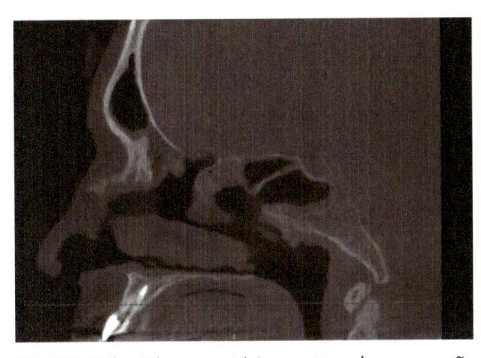

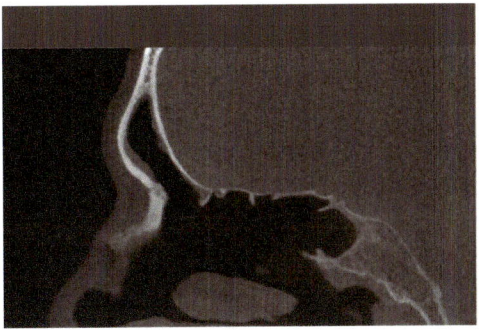

Fig. 32. Pré e Pós-operatório mostrando a remoção do *frontal beak*. (Fonte autor.)

CONSIDERAÇÕES FINAIS

"Saúde não tem preço, mas custa". Temos que entender a nossa responsabilidade social e médica com os sistemas de saúde.

A nossa técnica cirúrgica é a contribuição real para uma sociedade em desenvolvimento onde os custos são muito importantes para realização de uma medicina moderna e de alta resolubilidade.

A verticalização das operadoras de saúde pode causar uma pressão muito grande aos hospitais e aos médicos. Temos que desenvolver técnicas cirúrgicas que sejam aplicáveis ao nosso meio de trabalho.

Achamos muito importante deixar como mensagem final que equipamentos de alta e nova tecnologias são extremamente importantes para o desenvolvimento de cirurgias avançadas, porém, temos que ter em mente a realidade da medicina mundial e, principalmente, do nosso país. Temos a total confiança de que saúde não tem preço, mas ela custa. Estas brocas de alta rotação e anguladas são caras para a nossa realidade diária. Com certeza devem ser utilizadas, mas em casos muito bem documentados e analisados.

As operadoras e seguradoras de saúde, assim como os hospitais privados e públicos conseguem perceber que os custos gerados pelos procedimentos se tornam cada vez maiores. A implementação de novas tecnologias, ou OPME (órtese, prótese e medicamentos), é extremamente importante para o desenvolvimento de cirurgias complexas, porém, quando se desenvolvem técnicas cirúrgicas seguras, economicamente mais viáveis e com resultados não só similares, mas muitas vezes melhores, é muito importante a implementação dessas técnicas para que o custo/benefício de procedimentos não se torne fora dos limites econômicos para as cirurgias. Na utilização de brocas, uma cirurgia de seio frontal em *frontal beak* amplo, com grandes blocos de osso a serem removidos, como no caso demonstrado previamente, é inevitável que o cirurgião gaste, em média, quase 2 horas para cada lado do seio frontal para a remoção do *frontal beak* utilizando brocas anguladas de alta rotação de 40 graus, diferentemente do uso do osteótomo, em que se tem a retirada do osso em poucos minutos não só pela facilidade do uso desse instrumento, mas ainda se tem um ganho de seu tempo cirúrgico que significa menor tempo de utilização de sala cirúrgica, menor tempo de medicamentos anestésicos e maior brevidade na alta do paciente do hospital.

Dessa maneira, o uso do osteótomo Marco Cesar em nossa técnica só apresenta vantagens. Fica claro que toda regra pode ter exceções, e é nesses momentos onde equipamentos altamente avançados e de custo extremamente elevados e, muitas vezes, fora da realidade de um país em desenvolvimento como o Brasil, podem ser tornar necessários, mas isso é situação de exceção.

A nossa responsabilidade social com a saúde deve ser muito clara. Desenvolver técnicas cirúrgicas com equipamentos de alto custo pode ser importante, mas para um país em desenvolvimento onde a saúde é extremante cara e com poucos recursos, pode tornar a cirurgia inviável. Essa nossa técnica pode ser implementada em qualquer situação e em qualquer hospital de qualquer lugar do mundo. Esta é a grande vantagem da utilização de um osteótomo para a abertura do seio frontal, tornando uma cirurgia tão complexa numa cirurgia sistematizada e muito segura para o cirurgião e para o seu paciente.

CONCLUSÃO

Neste estudo tomográfico podemos entender, definitivamente, a nossa técnica que fica basicamente resumida em uma frase que é extremamente importante para o cirurgião que inicia a cirurgia do seio frontal: "para cima e anterior à segunda lamela é sempre seguro".

Observe na Figura 33 que a seta azul é a linha de acesso cirúrgico ao seio frontal. A linha clara é a linha que demarca o *frontal beak*. É muito importante que o cirurgião tenha em mente, como evidenciado por meio do traço azul, que quando se está indo para cima, o cirurgião está indo de forma segura em direção ao seio frontal.

A cirurgia deve sempre ser realizada próxima ao *frontal beak*, ou seja, longe da base do crânio. Não se pode ter o pensamento de segurança na cirurgia do seio frontal com a condução da cirúrgica para baixo ou para trás; para baixo ou para trás teremos sempre a base do crânio, e para cima, teremos sempre o seio frontal.

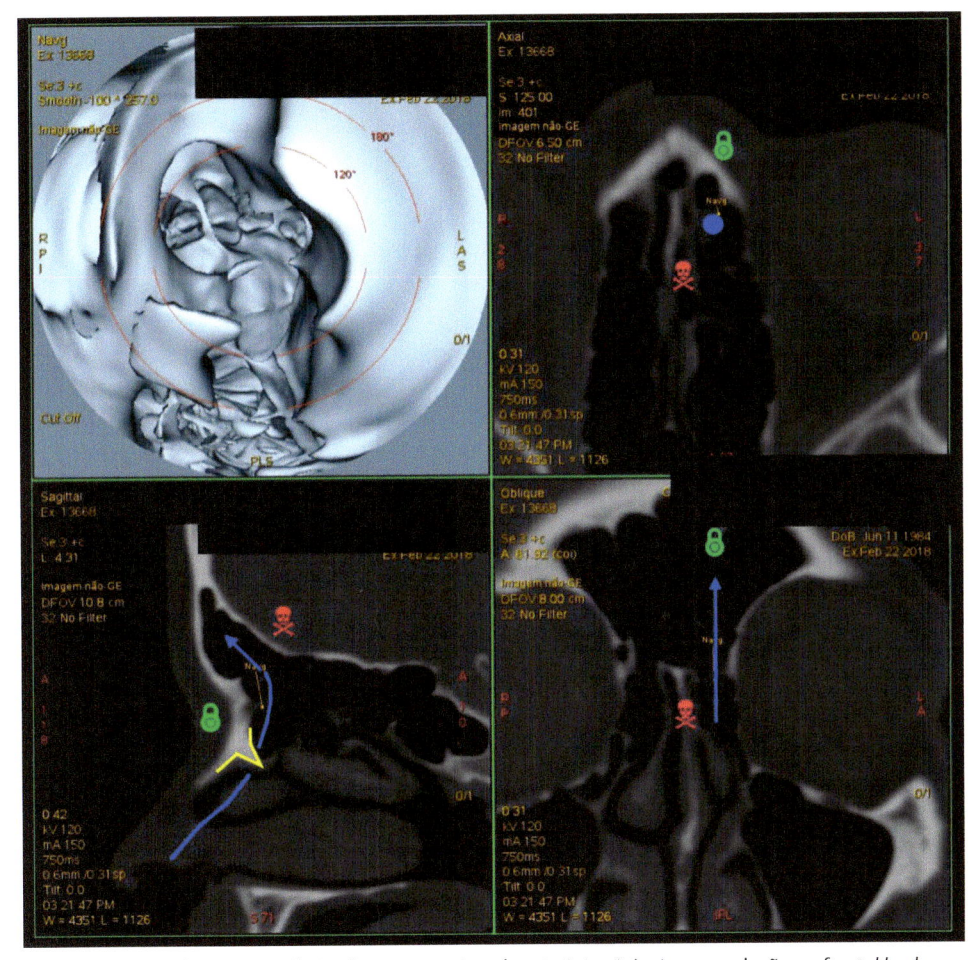

Fig. 33. Tomografia computadorizada esquematizando o trajeto cirúrgico em relação ao *frontal beak*. Anatomia radiológica da técnica cirúrgica. (Fonte: autor.)

Após a realização desta técnica cirúrgica utilizando o nosso oesteótomo, a identificação do seio frontal será muito mais segura para que, no segundo passo, possa ser realizada a ampliação da abertura do seio frontal usando técnicas de **DRAF 2A**, **DRAF 2B**, **DRAF 3**, Lothrop modificado ou técnicas *outside in* ou *outside out*, com anestesia geral ou da maneira que nós realizamos (anestesia local e sedação).

CIRURGIA ENDOSCÓPICA NASOSSINUSAL DO SEIO FRONTAL *MCSANTOS'S TECHNIQUE* EM REALIDADE AUMENTADA – ANATOMIA EM 3 DIMENSÕES
Estudo de um Caso

O paciente procurou o Serviço de atendimento do Hospital IPO para a avaliação de dor na região frontal, em cima do olho esquerdo (*sic*), após vários tratamentos prévios com antibióticos e corticoides e duas cirurgias de seios da face, sem melhoras dos sinais e sintomas, com recidiva da sinusite frontal.

Na tomografia foi evidenciada sinusite do seio frontal do lado esquerdo, região que não havia sido abordada cirurgicamente e este era, provavelmente, o motivo de o paciente apresentar dor e não ter melhora nos tratamentos clínicos propostos.

Com isso foi proposta cirurgia da **sinusotomia** do seio frontal do lado esquerdo tipo **Draf 2A e Draf 2b** para assim conseguir uma drenagem dos seios frontais e a tentativa da resolução do quadro clínico da paciente.

Técnica Cirúrgica Passo a Passo
Estudo em Realidade Aumentada

O conceito *outside in* é a identificação dos parâmetros do seio frontal para, em sequência, ampliar ao máximo o recesso frontal (região do ducto nasofrontal).

Passo 1
IDENTIFICAÇÃO DA PERIÓRBITA

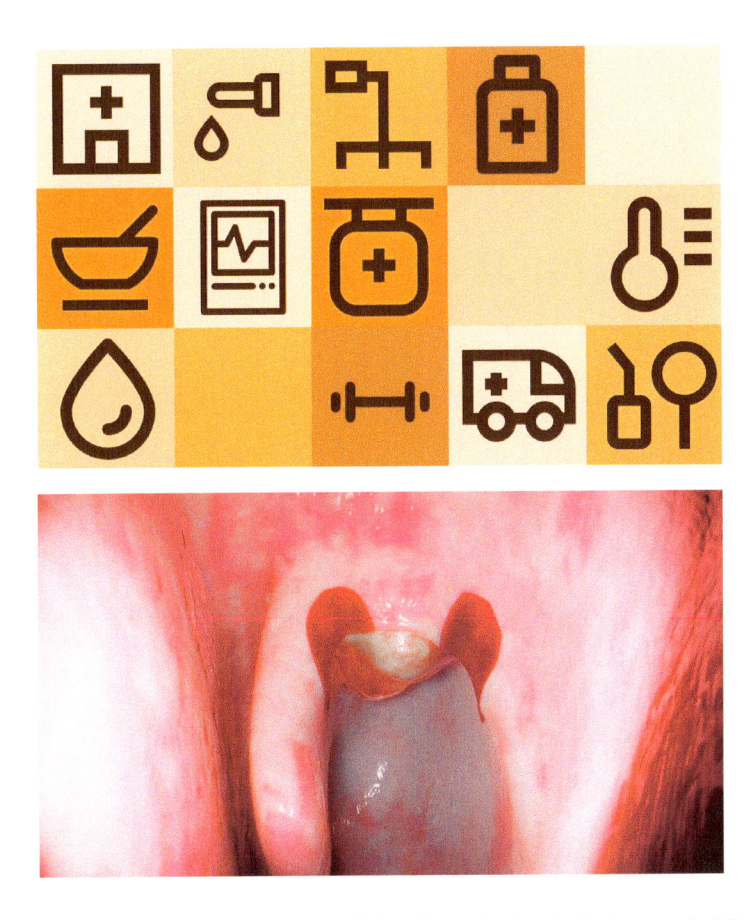

O Kerrison confecciona as trincheiras mediais e laterais. A trincheira medial fica lateral à inserção do corneto médio, pois medial a esta inserção fica a base de crânio, e a trincheira lateral identifica a periórbita.

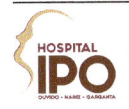

Esta página tem conteúdo em Realidade aumentada.
Acesse o app IPO – Cirurgia do Seio Frontal em RA, clique em começar.
Aponte a câmera do seu smartphone ou tablet para a imagem acima.

Passo 2
REMOÇÃO DO *FRONTAL BEAK*

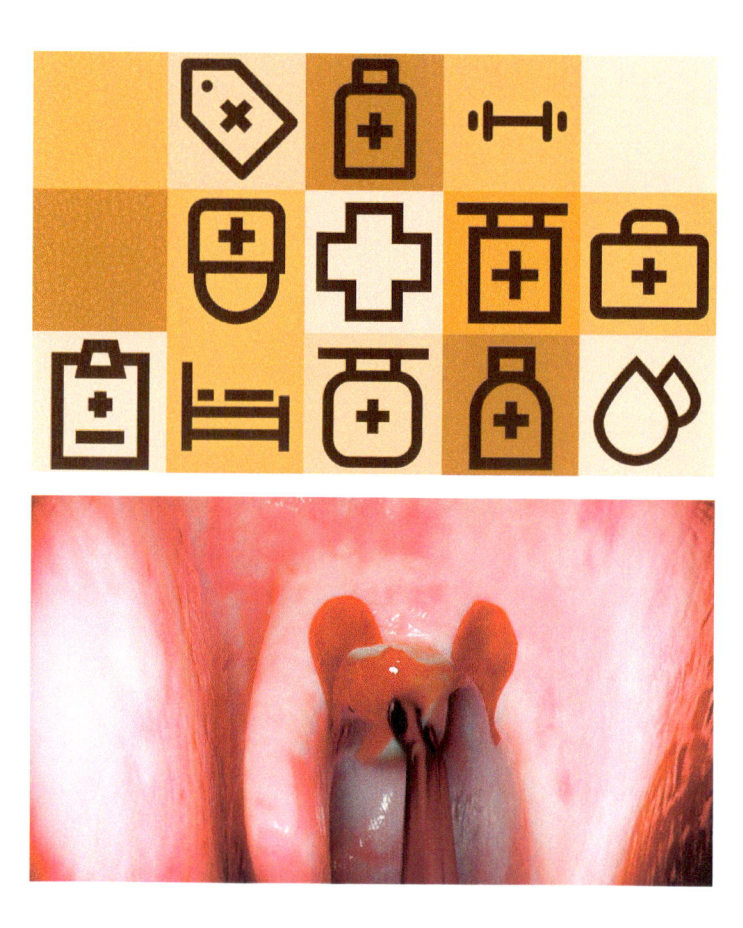

1. Remove-se lateralmente o osso ascendente junto à periórbita. Com trincheiras mediais e laterais acessadas, o *frontal beak* deve ser removido com o osteótomo angulado – Marco Cesar J. dos Santos, para termos visão ampla de todo o recesso frontal. Nesta manobra deve-se posicionar sempre o osteótomo em movimento para cima, evitando assim a base de crânio que fica para baixo.
2. A retirada do *frontal beak* abre todo o recesso do frontal.

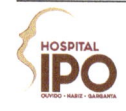

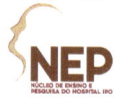

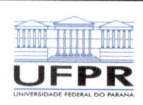

Esta página tem conteúdo em Realidade aumentada.
Acesse o app IPO – Cirurgia do Seio Frontal em RA, clique em começar.
Aponte a câmera do seu smartphone ou tablet para a imagem acima.

Passo 3
REMOÇÃO DAS CÉLULAS ETMOIDAIS ANTERIORES E SUPRABULARES, DRAF IIA

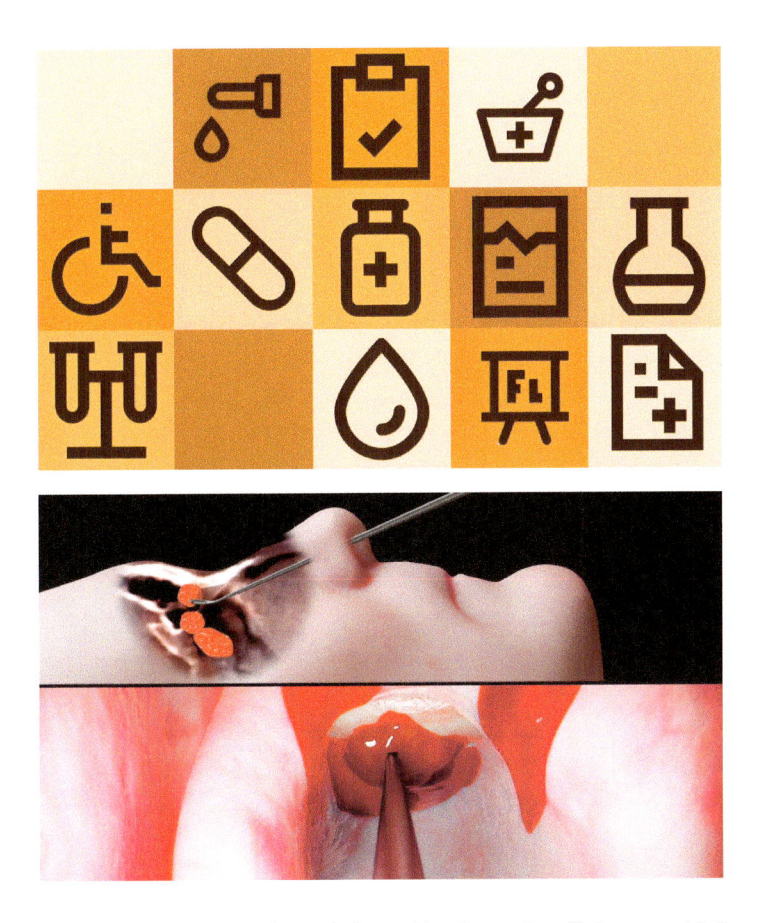

A retirada da espina nasal do osso frontal, *frontal beak*, expõe células etmoidais que devem ser removidas para maior exposição do ducto nasofrontal. Abertura e ampliação do ducto nasofrontal e a cirurgia de DRAF IIA.

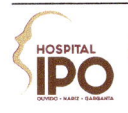

Esta página tem conteúdo em Realidade aumentada.
Acesse o app IPO – Cirurgia do Seio Frontal em RA, clique em começar.
Aponte a câmera do seu smartphone ou tablet para a imagem acima.

Passo 4
REALIZAÇÃO DO DRAF IIB

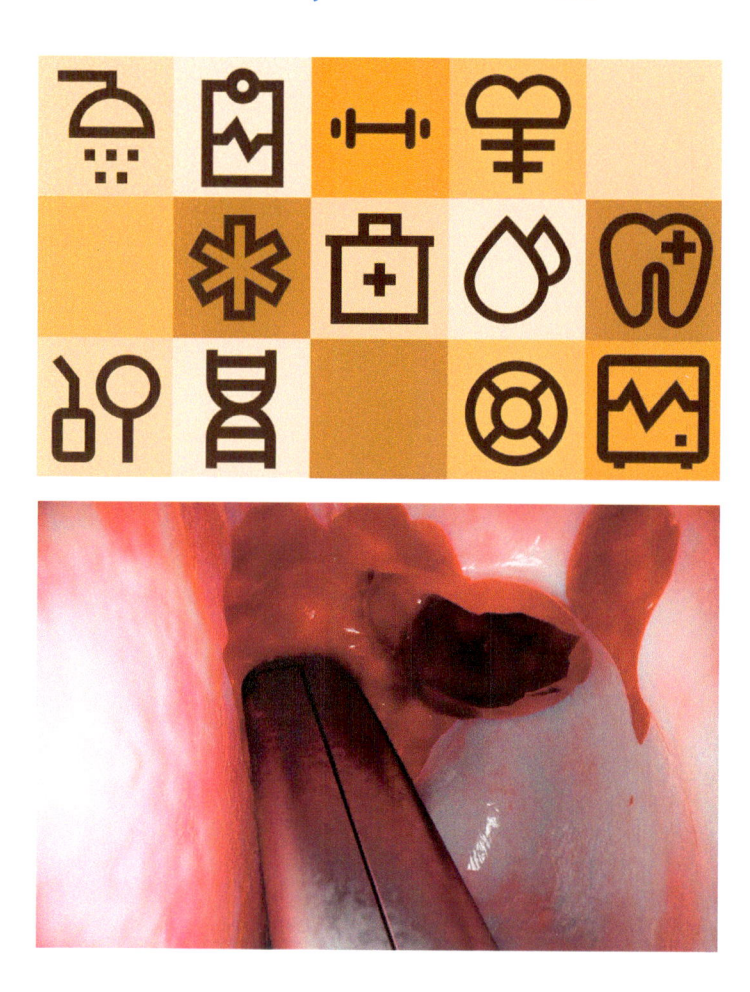

Após abertura e ampliação do DRAF IIA, com a utilização de Kerrison reta com abertura de 90 graus com 2 mm, realiza-se a conexão da periórbita com o septo nasal, realizando assim o DRAF IIB.

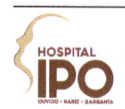

Esta página tem conteúdo em Realidade aumentada.
Acesse o app IPO – Cirurgia do Seio Frontal em RA, clique em começar.
Aponte a câmera do seu smartphone ou tablet para a imagem acima.

Passo 5
EXPOSIÇÃO FINAL DRAF IIB COM ETMOIDECTOMIA

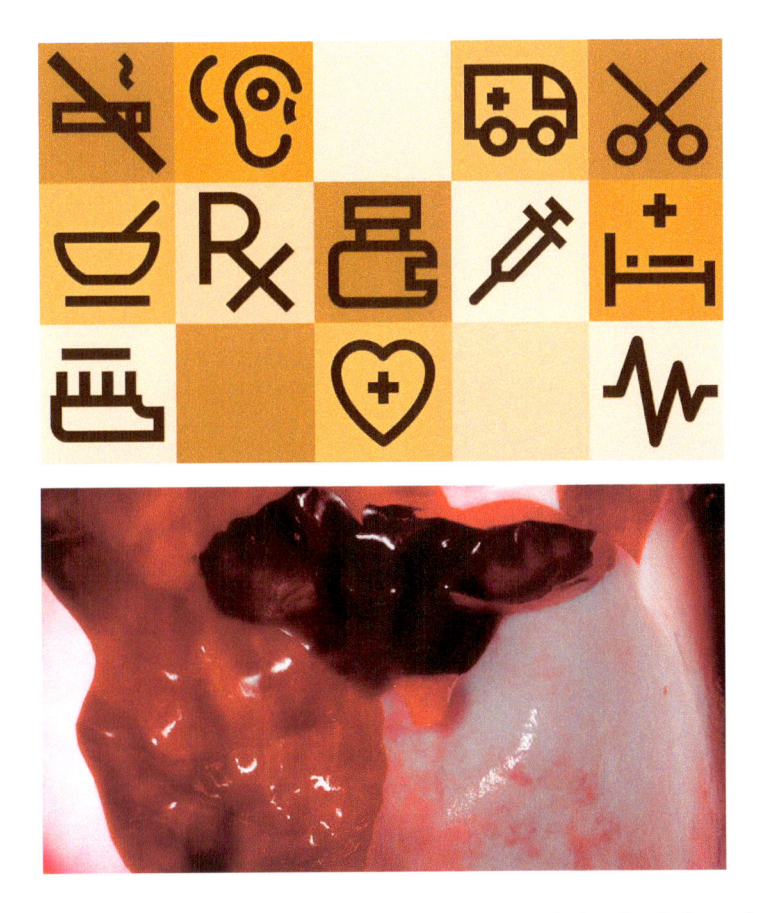

Observe a remoção de todas as células etmoidais com esqueletização da base do crânio e a ampla abertura do ducto nasofrontal.

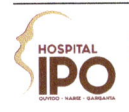

Esta página tem conteúdo em Realidade aumentada.
Acesse o app IPO – Cirurgia do Seio Frontal em RA, clique em começar.
Aponte a câmera do seu smartphone ou tablet para a imagem acima.

RESULTADOS E REOPERAÇÕES

Os resultados da técnica utilizando o osteótomo para a abertura do seio frontal, quando temos doenças infecciosas como rinossinusite crônicas, o índice de sucesso cirúrgico, na nossa estatística, é acima de 96% na abertura do seio frontal com a remoção fria do *frontal beak* com osteótomo.

Em paciente com rinossinusite crônica com polipose nasal eosinofílica, a utilização do osteótomo para a realização da cirurgia de DRAF 3 ou Lothrop Modificado demonstra que em mais de 80% dos nossos casos o seio frontal permanece aberto, mesmo com a recidiva da doença de polipose nasal. Em 20% dos casos a cirurgia deve ser revisada.

Nos casos de reoperações onde tivemos insucesso na manutenção da abertura do seio frontal, a utilização de instrumentos de alta tecnologia, como broca, sempre associados à utilização de retalhos intranasais de implantação lateral ou medial, aumentaram muito o sucesso das nossas cirurgias do seio frontal, mesmo com a recorrência da rinossinusite crônica com polipose nasal eosinofílica associada à osteogênese do osso frontal.

BIBLIOGRAFIA

Chiu AG, Vaughan WC. Revision Endoscopic Frontal Sinus Surgery with Surgical Navigation. Otolaryngol Head Neck Surg. 2004;130(3):312-18.

Dassi CS, Demarco FR, Mangussi-Gomes J, Weber R, Balsalobre L, Stamm AC. The Frontal Sinus and Frontal Recess: Anatomical, Radiological and Surgical Concepts. Int Arch Otorhinolaryngol. 2020 July;24(3):e364-e375.

Dennis Lee, Robin Brody, Gady Har-El. Frontal Sinus Outflow Anatomy. Am J Rhinol. 2018;11(4):283-6.

Kanowitz SJ, Shatzkes DR, Pramanik BK, Babb JS, Jacobs JB, Lebowitz RA. Utility of Sagittal Reformatted Computerized Tomographic Images in the Evaluation of the Frontal Sinus Outflow Tract. Am J Rhinol. 2018;19(2):159-65.

Karanfilov BI, Kuhn FA. The Endoscopic Frontal Recess Approach. In: Kountakis SE, Senior BA, Draf W. (Eds.). The Frontal Sinus. Berlin, Heidelberg: Springer; 2005.

Kim KS, Kim HU, Chung IH, Lee JG, Park IY, Yoon JH. Surgical anatomy of the nasofrontal duct: anatomical and computed tomographic analysis. Laryngoscope 2001;111:603-8.

Kuhn FA, Bolger WE, Tisdal RG. The Agger nasi cell in frontal Recess obstruction: An anatomic, radiologic and clinical correlation. Op Tech Otolaryngol Head Neck Surg 1991;2(4):226-31.

Landsberg R, Friedman M. A computer-assisted anatomical study of the nasofrontal region. Laryngoscope 2001;111:2125-30.

Lascaratos JG, Segas JV, Trompoukis CC, Assimakopoulos DA. From the roots of rhinology: the reconstruction of nasal injuries by Hippocrates. Ann Otol Rhinol Laryngol 2003;112:159-62.

Lee D, Brody R, Har-El G. Frontal Sinus Outflow Anatomy. Am J Rhinol. 1997;11(4):283-6.

Lee WT, Kuhn FA, Citardi MJ. 3D computed tomographic analysis of frontal recess anatomy in patients without frontal sinusitis. Otolaryngol Head Neck Surg. 2004;131:164173.

Lessa MM et al. Frontal recess anatomy study by endoscopic dissection in cadavers. Braz J Otorhinolaryngol. (São Paulo). 2007;73(2):204-9.

Lothrop HA. VI. The Anatomy and Surgery of the Frontal Sinus and Anterior Ethmoidal Cells. Ann Surg. 1899 Feb;29(2):175-217.

Loury MC. Endoscopic frontal recess and frontal sinus ostium dissection. Laryngoscope. 1993;103:455-8.

Mavrodi A, Paraskevas G. Evolution of the paranasal sinuses' anatomy through the ages. Anat Cell Biol. 2013 Dec;46(4):235-8.

Messerklinger W. Uber den Recessus frontalis und seine klinik. Laryngol Rhinol Otol 1982;61:217-23.

BIBLIOGRAFIA

Metson R. Endoscopic treatment of frontal sinusitis. Laryngoscope. 1992;102:712-6.

Mosher HP. The Applied Anatomy of the Frontal Sinus Journal Article. Boston Med Surg J. 1905;153(10):267.

Sahu N, Casiano RR. Nasal branch of the anterior ethmoid artery: a consistent landmark for a midline approach to the frontal sinus. Int Forum Allergy Rhinol. 2019; 9: 562-6.

Skillern RH. The catarrhal and suppurative diseases of the accessory sinuses of the nose. HardPress Publishing; 2013.

Stamm A, Nogueira JF, Americo RR, Solferini Silva ML. Frontal sinus approach: the 'vertical bar' concept. Clin Otolaryngol. 2009 Aug;34(4):407-8.

Stammberger H. Functional Endoscopic Sinus Surgery - The Messerklinger Technique. Philadelphia, PA: BC Decker; 1991.

Stammberger H, Posawetz W. Functional endoscopic sinus surgery. Concept, indications and results of the Messerklinger technique. Eur Arch Otorhinolaryngol. 1990;247(2):63-76.

Stammberger H. "Uncapping The Egg". The Endoscopic Approach to Frontal Recess and Sinuses. Tuttlingen: Endo-Press; 1999.

Thawley SE, Deddens AE. Transfrontal Endoscopic Management of Frontal Recess Disease. Am J Rhinol. 2018:307-12.

Tilley H. "Remarks on the Operative Treatment of a Case of Double Frontal Sinus Empyema, Complicated by Double Antral Suppuration." Br Med J. 1897;1(1882):197-9.

Wormald PJ, Hoseman W, Callejas C, Weber RK, Kennedy DW, Citardi MJ et al. The International Frontal Sinus Anatomy Classification (IFAC) and Classification of the Extent of Endoscopic Frontal Sinus Surgery (EFSS). Int Forum Allergy Rhinol. 2016 July;6(7):677-96.

Wormald PJ. The agger nasi cell: the key to understanding the anatomy of the frontal recess. Otolaryngol Head Neck Surg. 2003 Nov;129(5):497-507.

ÍNDICE REMISSIVO

Entradas acompanhadas por um *f* em itálico indicam figuras.

A
Abcesso
    extradural, 4*f*, 6*f*
        intraoperatório de, 5*f*
            com tubo de acomodação de retalhos, 5*f*
    subperiosteal, 5*f*, 6*f*
        após cirurgia, 5*f*
            de aneurisma cerebral, 5*f*
Agger Nasi
    retalho de base no, 9*f*
        de McNaught, 9*f*
        de septo nasal, 9*f*
Anatomia
    cirúrgica, 10
        racional da, 10
            do triângulo ao trapézio, 10
    da espinha nasal, 1*f*
    do osso frontal, 1*f*
    pós-operatória, 11*f*
    pré-operatória, 11*f*
Aneurisma
    cerebral, 5*f*
        abcesso após cirurgia de, 5*f*
            subperiosteal, 5*f*

C
Cabeça
    posicionamento da, 10
    e o FB, 10
Célula(s)
    etmoidais, 29
        remoção das, 29
            anteriores, 29
            suprabulares, 29
Cirurgia
    endoscópica, 26
        nasossinusal, 26
            do seio frontal, 26

D
DRAF
    IIA, 29
        remoção, 29
    IIB, 30
        exposição final, 31
            com etmoidectomia, 31
        realização do, 30

E
Espinha
    nasal, 1*f*, 11*f*, 14*f*
        do osso frontal, 1*f*, 11*f*, 14*f*
            anatomia da, 1*f*
            broca na, 14*f*
Etmoidectomia
    exposição final com, 31
        DRAF IIB, 31

F
FB (*Frontal Beak*), 1
    posicionamento e o, 10
        da cabeça, 10
    remoção do, 23*f*, 28
Flap
    inserção do, 7*f*

H
Halle's
    intranasal operation, 13, 14*f*
        longe de complicações, 13
    método, 18*f*

I
Instrumento(s)
    da técnica, 13
        de MCSantos, 13

L

Lothrop
  com retalhos bilaterais, 9f
    de McNaught, 9f

M

Marco Cesar
  osteótomo, 14
McNaught
  flap, 10f
  retalho de, 9f
    bilateral, 9f
      Lothrop com, 9f
    de base no *agger nasi*, 9f
      com extensão nasal, 9f
MCSantos
  technique, 26
    em realidade aumentada, 26
  técnica de, 12, 13, 15, 17f
    anatomia cirúrgica da, 15
    instrumentos da, 13
    princípio lógico da, 15
    princípios básicos da, 12
Mucocele
  de seio frontal, 3f
  frontal, 4f

N

Neurocirurgia
  malconduzida, 6f
    com abertura de seios frontais, 6f
      abcesso extradural após, 6f

O

Osso
  frontal, 1f, 11f, 14f
    espinha nasal do, 1f, 11f, 14f
    anatomia da, 1f
    broca na, 14f
Osteogênese
  planejamento cirúrgico e, 20
    tomográfico parassagital, 20
      do acesso ao seio frontal, 20
Osteótomo
  Marco Cesar, 14

P

Periórbita
  identificação da, 27

Planejamento Cirúrgico
  tomográfico parassagital, 20
    do acesso ao seio frontal, 20
    e osteogênese, 20
Posicionamento
  cirúrgico, 12f
  da cabeça, 10
  e o FB, 10
  didático, 12f

R

Racional
  da anatomia cirúrgica, 10
    do triângulo, 10
      ao trapézio, 10
  teórico, 2
    anatômico, 2
Remoção
  das células etmoidais, 29
    anteriores, 29
    suprabulares, 29
  do FB, 23f, 28
  DRAF IIA, 29
Retalho(s)
  de McNaught, 9f
    bilateral, 9f
      Lothrop com, 9f
    de base no *agger nasi*, 9f
      com extensão nasal, 9f
  de septo nasal, 9f
  tubo de acomodação de, 5f
    abcesso intraoperatório com, 5f
      extradural, 5f

S

Seio(s)
  da face, 21f
  frontal, 3f, 6f, 20, 26
    acesso ao, 20
      planejamento cirúrgico do, 20
        tomográfico parassagital, 20
    cirurgia endoscópica do, 26
      nasossinusal, 26
    mucocele de, 3f
    neurocirurgia com abertura de, 6f
      abcesso extradural após, 6f
Septo
  nasal, 9f
    retalho de, 9f
      de base no *agger nasi*, 9f